Chronischer Streß und koronares Risiko

wissenschaftliche Erkenntnisse
und praktische Konsequenzen

Eine Informationsbroschüre für den Arzt
von
Professor Dr. Johannes Siegrist

Friedr. Vieweg & Sohn · Braunschweig/Wiesbaden

CIP-Kurztitelaufnahme der Deutschen Bibliothek

Siegrist, Johannes:
Koronare Herzkrankheit und das Phänomen
Stress : Arztinformation / Johannes Siegrist.
Braunschweig ; Wiesbaden : Vieweg, 1987.
ISBN-13: 978-3-528-07942-0   e-ISBN-13: 978-3-322-87598-3
DOI: 10.1007/978-3-322-87598-3

Herausgeber: Prof. Dr. Johannes Siegrist, Marburg
©Friedr. Vieweg Verlag, Braunschweig/Wiesbaden 1987
Softcover reprint of the hardcover 1st edition 1987.
Die Vervielfältigung und Übertragung einzelner Textabschnitte, Zeichnungen oder Bilder, auch für Zwecke der Unterrichtsgestaltung, gestattet das Urheberrecht nur, wenn sie mit dem Verlag vorher vereinbart wurden. Im Einzelfall muß über die Zahlung einer Gebühr für die Nutzung fremden geistigen Eigentums entschieden werden. Das gilt für die Vervielfältigung durch alle Verfahren einschl. Speicherung und jede Übertragung auf Papier, Transparente, Filme, Bänder, Platten und andere Medien.

Konzeption und Realisation: Jürgen Weser, Gütersloh
Herstellung: Gütersloher Druckservice GmbH, Gütersloh

ISBN-13: 978-3-528-07942-0

Inhaltsverzeichnis

Vorwort   5

1. Einleitung   6

2. Streßtheoretische Grundlagen

   2.1 Vorbemerkung   8
   2.2 Spezifizierung des Streßkonzeptes   10
   2.3 Pathophysiologische Wirkungen   14
      2.3.1 Hoher Blutdruck   16
      2.3.2 Koronaratherosklerose   19
      2.3.3 Weitere pathophysiologische Entwicklungen   22

3. Sozialepidemiologische Ergebnisse zum Zusammenhang von chronischem Distreß und koronarem Risiko   24

   3.1 Einflüsse auf KHK-Neuerkrankungsraten   24
   3.2 Chronischer Distreß und erhöhte Blutlipoprotein-/ erhöhte Blutdruckwerte   30
   3.3 Chronischer Distreß und Thromboserisiko   34

4. Praktische Folgerungen   36
   4.1 Praxisnahe Zusammenfassung bisheriger Ergebnisse   36
   4.2 Diagnostik koronarer Hochrisikogruppen   38
   4.3 Verhaltensmedizinische Interventionen   40

Literaturverzeichnis   44
Sachregister   47

Vorwort

Der Aufforderung, eine kurzgefaßte, den neuesten wissenschaftlichen Kenntnisstand zumindest repräsentativ skizzierende Broschüre zum Thema »chronischer Streß und koronares Risiko« zu verfassen, bin ich gerne nachgekommen. Zu diesem Thema ist viel Unqualifiziertes gesagt und geschrieben worden. Eine sachliche Information für den in der täglichen Arbeit mit unterschiedlichen Belastungen und Spannungszuständen von Patienten konfrontierten Arzt erscheint daher dringend geboten. Ich hoffe, daß die vorliegende Schrift dazu beitragen kann, neben den körperlichen auch die seelischen und sozialen Aspekte der Herz-Kreislaufgefährdung besser zu erkennen und aus diesen Erkenntnissen praktische Folgerungen zu ziehen.
Bedanken möchte ich mich an dieser Stelle bei PD Dr. med. Thomas Unger, Pharmakologisches Institut der Universität Heidelberg, für seine Hilfestellungen bei der Erarbeitung des Abschnittes 2.3.1 über den hohen Blutdruck.

Marburg, im Dezember 1986   Johannes Siegrist

1. Einleitung

Eine sachliche Behandlung des Themas wird im allgemeinen dadurch erschwert, daß in der alltäglichen Vorstellung von Patienten und in der Sprache der Massenmedien »Streß« pauschal als gesicherter Risikofaktor Koronarer Herzkrankheiten betrachtet wird. Wer als betroffener Patient seinen angeblichen Streß für den Ausbruch der Krankheit verantwortlich macht, lenkt darüber hinaus von unbequemeren Tatsachen wie starkem Rauchen und ungesunder Ernährung ab oder rechtfertigt sie sogar. Begreiflicherweise weckt dieses Thema daher im Kollegenkreis Emotionen. Die vorliegende Schrift versucht, eine wissenschaftliche Darstellung unseres gegenwärtigen Kenntnisstandes zu geben. Ich gehe dabei von drei kritischen Thesen aus, die sich gegen die alltägliche Vorstellung von Streß als koronarem Risikofaktor formulieren lassen:

1. Im Gegensatz zum Laienkonzept sieht die Wissenschaft »Streß« nicht als unspezifische Aktivierung im Gefolge ganz beliebiger Stimuli und Emotionen. Kreislaufschädigende Effekte gehen vielmehr von spezifischen sozioemotionalen Belastungen aus, die wir unter den Begriff des aktiven Distreß subsumieren und die im folgenden genauer erläutert werden (These der mangelnden Spezifizierung des Streßkonzeptes).
2. Im Gegensatz zum Laienverständnis spielen psychosoziale Faktoren in der Pathogenese der Koronaren Herzkrankheit am ehesten bei den Menschen eine Rolle, denen es selbst fernliegt, sich als »gestreßt« zu bezeichnen. Dies hängt, wie gezeigt wird, mit einer bestimmten Ausprägung der Wahrnehmung der eigenen Verausgabung zusammen. Sie scheint für Menschen typisch zu sein, die sogenanntes koronargefährdendes Verhalten aufweisen (These der fehlerhaften Identifizierung der durch Streß gefährdeten Personen).

3. Im Gegensatz zum Laienverständnis vom »gebrochenen Herzen«, aber auch im Gegensatz zur ersten Generation wissenschaftlicher Streßforschung gehen wir heute davon aus, daß sozioemotionale Belastungen – für sich genommen – in einem intakten Organismus das Herz-Kreislauf-System nicht substantiell zu schädigen vermögen, daß sie aber auf dem Boden struktureller Schädigungen von Gefäßen und Endorganen den Ausbruch der Krankheit beschleunigen. Mit anderen Worten: es besteht ein positiver Interaktionseffekt zwischen dem Vorhandensein Distreß-induzierender sozioemotionaler Belastungen und dem Vorhandensein – möglicherweise auch milde ausgeprägter – somatischer kardiovaskulärer Risikofaktoren (These der Überschätzung der pathogenen Rolle von Streß).

Die vorliegende Schrift beschränkt sich auf die Darstellung von Zusammenhängen zwischen chronischen Streßerfahrungen und Risikofaktoren der Koronaren Herzkrankheit (KHK) (vor allem erhöhte Blutdruckwerte, erhöhte Blutlipidwerte, erhöhtes Zigarettenrauchen) sowie von Zusammenhängen zwischen chronischen Streßerfahrungen und Koronaratherosklerose, atherosklerotischer Thrombosebildung sowie Myokardnekrosen bzw. Myokardhypertrophie. Lediglich an einer Stelle wird die Rolle akuter Streßerfahrungen bei der Auslösung manifester Krankheitsereignisse kurz dargestellt. Diese Einschränkung der Thematik erfolgt aus zwei Gründen: erstens sind im Gegensatz zu der praktisch nicht mehr umstrittenen Rolle akuter Belastungserfahrungen bei ischämischen Ereignissen Kenntnisstand und Akzeptanz wissenschaftlicher Befunde zum Thema »chronischer Streß und koronares Risiko« in vergleichsweise geringem Ausmaß vorhanden. Zweitens ergeben sich für den behandelnden Arzt aus diesen Erkenntnissen viel eher geeignete Ansatzpunkte für die Prävention, wie im Schlußkapitel dargestellt wird.

2. Streßtheoretische Grundlagen

2.1 Vorbemerkung

In einer Zeit raschen soziotechnischen Wandels, erhöhter Mobilität, aber auch erhöhter Gefahr der Statusbedrohung sind gesellschaftlich erzeugte Spannungen und Konflikte, die den einzelnen Menschen mit beträchtlichen Folgen für seine individuelle Lebensführung belasten, weit verbreitet. Sind diese Spannungszustände von einer bestimmten Dauer und Intensität, so überfordern sie häufig die individuellen Bewältigungsmöglichkeiten und schlagen sich in körperlichen Regulationsstörungen als Frühstadien von Adaptationskrankheiten nieder. Die wissenschaftliche Erforschung von Zusammenhängen zwischen sozialen Belastungen, zentralnervösen Reaktionen (Distreß) und körperlichen Regulationsstörungen ist schwierig und spannend zugleich: Schwierig ist sie, weil verschiedene methodische und begriffliche Ansätze zusammengeführt werden müssen – die weitgehend sozialwissenschaftlich ausgerichtete Epidemiologie, die sogenannten Neurowissenschaften (Neurophysiologie, Neuroendokrinologie, Neuroimmunologie) sowie die entsprechenden medizinisch-klinischen Disziplinen; spannend ist sie, weil hier in exemplarischer Form an einem neuen, biopsychosozialen Krankheitskonzept gearbeitet werden kann. Dieser zuletzt genannte Punkt soll wegen seiner grundlegenden Bedeutung noch etwas genauer ausgeführt werden.

2. Streßtheoretische Grundlagen

> In der Neurobiochemie sind in den letzten Jahren tiefgreifende Fortschritte erzielt worden. Durch die Entdeckung zahlreicher Neuromodulatoren (1) und ihrer zum Teil heute noch ungeklärten Wechselwirkungen mit peripheren Organen, speziell durch die Exploration des peptidergen Systems sowie durch neuartige Einsichten in Strukturen und Funktionen von Zellrezeptoren kann der Nachweis »kommunikativer« Eigenschaften basaler biologischer Prozesse heute als gesichert gelten. Hierarchie der Wirkung, modulierende Rückkopplung und Plastizität von Funktionen sind Beispiele solcher »kommunikativer« Eigenschaften (zur Modulation von Rezeptorensensitivität durch zentralnervös vermittelte Umweltreize - siehe Bild (2)).

Unter dem Eindruck der Schlüsselrolle des Zentralnervensystems bei der Regulation biologischer Funktionen im gesunden und kranken Organismus ist daher in jüngster Zeit die Vorstellung entwickelt worden, Krankheiten als Ergebnis gestörter Kommunikation zwischen »Mediatoren« und Zellrezeptoren (3, 4) aufzufassen. Diese Auffassung ist, nebenbei bemerkt, auch insofern folgenreich, als sie das nach Organsystemen arbeitsteilig organisierte Gebiet der wissenschaftlichen Medizin durchkreuzt und zu neuen Formen transdisziplinärer Zusammenarbeit herausfordert.

> Werden Adaptationskrankheiten auf zellulärer Ebene als Ergebnis gestörter Kommunikation aufgefaßt, so liegt es nahe, die Auslöser für die zentralnervös vermittelnde Fehlsteuerung in den Forschungsprozeß systematisch mit einzubeziehen, das heißt »gestörte Kommunikation« auch auf der Ebene Individuum – soziale Umwelt zu analysieren. Hierbei zeigt sich die grundlegende Bedeutung gesellschaftlich beeinflußter Erwartungen sowie positiver und negativer Rückmeldungen in sozialen Beziehungen (insbesondere in Leistungssituationen). Enttäuschungen und Irritationen aufgrund von Überforderung, Unterforderung, Isolation, fehlender oder falscher Rückmeldung, aber auch Bedrohungen grundlegender sozialer Sicherungs- und Belohnungserfahrungen vermögen das Zentralnervensystem so nachhaltig zu beeinflussen, daß sie den frühzeitigen Ausbruch von Adaptationskrankheiten begünstigen. Dieser Zusammenhang ist in einer Reihe von neueren Studien eindrucksvoll belegt worden (5, 6, 7).

2.2 Spezifizierung des Streßkonzeptes

Geht man von der alten These eines der Begründer der Streßforschung, HANS SELYE, aus, wonach jedweder stärkere äußere Reiz als physiologischer Stressor wirkt, sei er physikalischer, chemischer oder psychologischer Natur, so ist in der Tat kein Ende willkürlicher Feststellungen des Streßkonzeptes abzusehen.

Knüpft man jedoch an neuere Erkenntnisse der Streßtheorie an, so zeigt sich ein weit differenzierteres Bild, das es auch gestattet, unterschiedlich wirkende soziale Stressoren genauer zu identifizieren. Eine äußerste Vereinfachung der Organisation neuroendokriner Prozesse als Reaktion auf sozioemotionale Belastungen ist in *Abbildung 1* dargestellt. Man ersieht daraus, daß nervale und neurohumorale Reaktionen auf sozioemotionale Stressoren sukzessive auf vier Ebenen ablaufen, die über eingebaute Feedback-Mechanismen verzahnt sind. Die erste und vielleicht wichtigste Ebene bildet das limbische System, das als Speicherungs- und Umwandlungsort von Emotionen, darüber hinaus aber auch von Gedächtnisleistungen von Bedeutung ist. Man kann das limbische System anatomisch und funktional in zwei Subsysteme gliedern: den amygdaloiden Komplex, der die sogenannte Cannonsche Bereitstellungsreaktion auslöst, also Kampfbereitschaft, Handeln zur Aufrechterhaltung von bedrohter Kontrolle, und zweitens den Hippocampus, der inhibitorisch wirkt und den Organismus in Situationen des Kontrollverlustes durch Immobilisierung, aber auch durch Aktivierung von Lern- und Gedächtnisleistungen zu schützen sucht.

Die vom limbischen System ausgelösten Impulse werden über den Hypothalamus (zweite Ebene) in die Hypophyse übertragen (dritte Ebene), wo eine ganze Reihe von Hormonen gebildet und in periphere endokrine Organe, allen voran die Nebenniere, geleitet werden. Über diese verschiedenen Wege erreichen sie die Zielorgane, die sie sodann im Sinne der veränderten Regulationsleistung beeinflussen.

Bei der Betrachtung des kardiovaskulären Systems sind die zwei klassischen Streßachsen, die Sympathicus-Nebennierenmark-Achse und die Hypothalamus-Nebennierenrinden-Achse mit den aus ihnen hervorgehenden ebenfalls klassischen Streßhormonen der Katecholamine und des Cortisols von besonderer Bedeutung. Aus tier- und humanexperimentellen Studien geht hervor, daß Situationen, die zu Leistung, Wettbewerb, Kampf um bedrohte Kon-

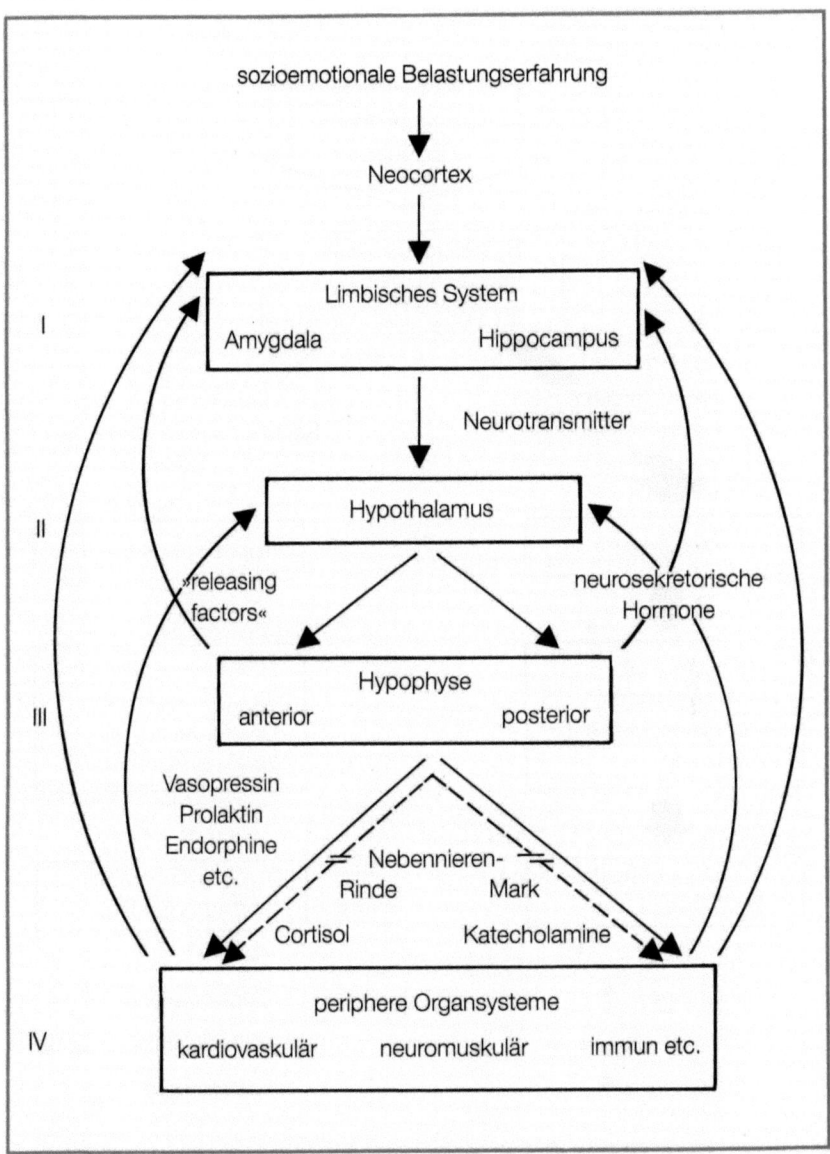

Abbildung 1: Vereinfachendes Schema der Organisation neuroendokriner Prozesse als Reaktion auf sozioemotionale Belastungen (nach Bohus et al., zit. in 5).

2.2 Spezifizierung des Streßkonzeptes

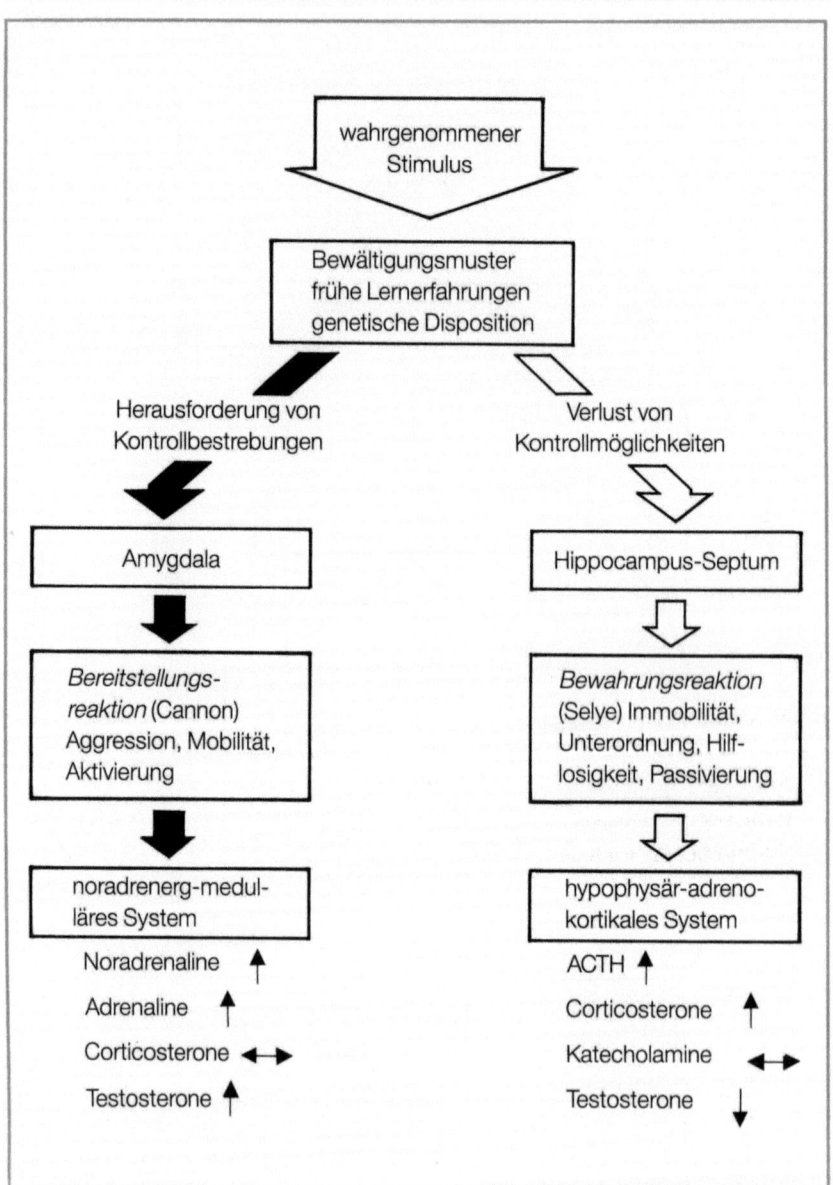

Abbildung 2: Wirkungen zweier zentraler Streßachsen (nach Henry et al. [6]).

2. Streßtheoretische Grundlagen

trolle herausfordern, den amygdaloiden Komplex im limbischen System aktivieren und entsprechend die sympatho-adrenomedulläre Achse, während Situationen des Kontrollverlustes, der Hilflosigkeit den Hippocampus und davon ausgehend die Hypothalamus-Nebennierenrinden-Achse stimulieren *(vgl. Abb. 2)*. Soziale Situationen, die gleichzeitig hochgradige Verausgabung, also Leistung erfordern *und* mit Mißerfolg und drohendem Kontrollverlust behaftet sind, stellen einen besonders kritischen Typus von Erfahrungen dar. Kritisch nicht nur deshalb, weil sie negative Emotionen wie Ärger, Frustration, Irritierung hervorrufen, sondern vor allem deshalb, weil sie die beiden genannten Streßachsen gleichzeitig, synergistisch aktivieren. Wir haben vorgeschlagen, hierfür in Anlehnung an FRANKENHAEUSER (8) den Begriff des »aktiven Distreß« zu verwenden; aktiv, weil damit das Vorliegen der Cannonschen Bereitstellungsreaktion angedeutet werden soll; Distreß, weil die damit verbundenen Erfahrungen von Kontrollverlust in der Regel mit starken negativen Emotionen verbunden sind. Der amerikanische Kliniker STEWARD WOLF hat in diesem Zusammenhang den Begriff des »Sisyphusmusters« geprägt – Sinnbild erfolgloser Verausgabung, wie er sie so häufig in den Anamnesen von Infarktpatienten gefunden hat.

> Zusammenfassend können wir sagen: als »aktiver Distreß« wird eine vom Individuum gemachte Erfahrung bezeichnet, auf Leistungs- oder Anforderungssituationen von außen (Stressoren) mit den vorhandenen Mitteln nicht angemessen antworten zu können, obwohl hierzu ein Zwang besteht und obwohl dies antizipatorisch oder faktisch versucht wurde. Eine solche Erfahrung wird in der Regel als bedrohlich erlebt, weil der Verlust eigener Steuerungs- und Kontrollmöglichkeiten in Anforderungssituationen das Selbstwertgefühl und das soziale Ansehen einer Person beeinträchtigt.

Bekanntlich ist die Erfüllung von Leistungsanforderungen eine wichtige Voraussetzung für den positiv verlaufenden sozialen Vergleichsprozeß, die Teilhabe an gesellschaftlichen Belohnungen und die Stabilität des Selbstwertgefühls. Situationen, die wiederkehrend aktiven Distreß erzeugen, werden mit langanhaltenden, negativ getönten Gefühlen der Verärgerung, Irritierung, Bedrohung und Frustration beantwortet. Wie die damit sichergehende hormonelle Überstimulation sowie die synergistische Wirkung der aktivierten Hormone zur pathophysiologischen Entwicklung des Herz-Kreislauf-Systems beiträgt, wollen wir im nächsten Abschnitt kurz analysieren.

2.3 Pathophysiologische Wirkungen

> Wie ausgeführt, werden Erfahrungen von aktivem Distreß in den limbischen Strukturen mit einer Aktivierung der sympatho-adrenomedullären und der hypothalamisch-adrenokortikalen Streßachse beantwortet. Von einer langandauernden bzw. immer wiederkehrenden Aktivierung der Hormone dieser Streßachsen (vor allem synergistische Wirkung von Adrenalin, Noradrenalin, CRF, ACTH und Cortisol), daneben aber auch von anderen, mitaktivierten Hormonen (z. B. Sexualsteroide, Encephaline etc.) sind Beeinträchtigungen interzellulärer Signalübertragung sowie Endorganzellschädigungen im kardiovaskulären System zu erwarten.

Beeinträchtigungen interzellulärer Signalübertragung durch hormonelle Überstimulation äußern sich u. a. in verminderter Wirksamkeit von Wiederaufnahmemechanismen (re-uptake) von an Rezeptoren gebundenen Hormonen, in Veränderungen der Enzymaktivierung, in einer Reduktion der Zahl verfügbarer Bindungsstellen, insbesondere aber in der von LEFKOWITZ so benannten »down regulation« von Rezeptoren von der Zelloberfläche ins Zellinnere. *Abbildung 3* zeigt schematisch einen solchen Prozeß der down-Regulation, der unter hormoneller Überstimulation erfolgen kann, am Beispiel adrenerger Rezeptoren (9).
Endorgan-Zellschädigungen durch hormonelle Überstimulation, insbesondere aber durch den Synergismus gleichzeitig ausgeschiedener Hormone ereignen sich beispielsweise in den Zellen des Herzmuskels durch selektive Nekrosen (koagulative Myozytolyse). Cortisol potenziert die Wirkungen des vermehrt synthetisierten Noradrenalins auf Gefäßwand und Myokardzellen. Zytotoxische Wirkungen mit einhergehender Calciumüberladung gelten

2. Streßtheoretische Grundlagen

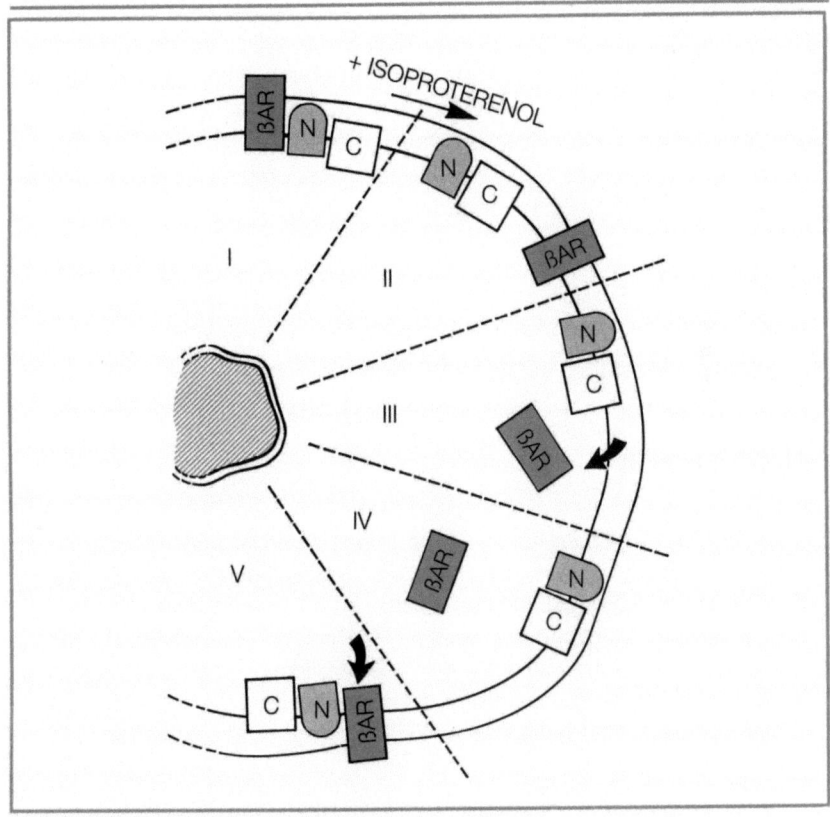

Abbildung 3: Schema der »down regulation« eines beta-adrenergen Rezeptors (ßAR) nach Lefkowitz et al. (9).

Stadium I: Normalzustand: der Rezeptor ist mit den anderen Elementen des hormonempfindlichen Adenyl-Cyclase-Systems (N), (C), verbunden.

Stadium II: Unter mehrstündiger Gabe eines ß-Agonisten (Isoprotenerol) entkoppelt sich der Rezeptor an der Zelloberfläche von den übrigen Elementen.

Stadium III: Hält die Stimulation an, so verschwindet der Rezeptor von der Zelloberfläche ins Zellinnere (down-regulation).

Stadium IV: Zustand eines desensitierten Rezeptors. Es wird angenommen, daß unter chronifizierter Überstimulation ein entsprechender Funktionsverlust des Rezeptors eintritt.

Stadium V: Hält die Überstimulation nur kurz an, so erscheint der Rezeptor wieder intakt an der Zelloberfläche (recycling).

2.3 Pathophysiologische Wirkungen

heute als gesicherte pathophysiologische Prozesse selektiver Myokardnekrosen. Weniger gut dokumentiert, aber ähnlich plausibel sind zytotoxische Prozesse von Streßhormonen an der Intima von Koronarien, sowohl im Stadium der Initiation wie auch der Progression der Atherosklerose. Neuere Studien zeigen schließlich, daß thrombogene Faktoren (z. B. Betathrombin) ebenfalls von Streßhormonen begünstigt werden (10).

An zwei Bereichen – Entwicklung des hohen Blutdrucks und Entwicklung der Koronaratherosklerose – soll nun etwas genauer gezeigt werden, wie unser gegenwärtiges Wissen über die genannten Zusammenhänge aussieht.

2.3.1 Hoher Blutdruck

> Die Hochdruckforschung hat sich lange Zeit auf die Endorgane der Blutdruckregulation konzentriert: die Niere, das Herz und die Widerstandsgefäße, welche Blutvolumen, Herzzeitvolumen und peripheren Widerstand regulieren und daher die Höhe des Blutdruckes bestimmen. Nicht immer ausreichend beachtet wurde die Tatsache, daß das Gehirn über die Hormone des Hypothalamus und der Hypophyse und über das vegetative Nervensystem in die Blutdruckregulation und Entstehung des Bluthochdrucks (Hypertonie) eingreifen kann.

Die Wege dieser Regulation sind in der *Abbildung 4* schematisch dargestellt. Es ist wichtig zu betonen, daß der Hypothalamus als Schaltstelle der von Neokortex und limbischem System erhaltenen Signale operiert, zugleich aber auch Rückmeldungen vom Organismus verarbeitet. Die Rückmeldung an das ZNS erfolgt über Nervenbahnen des Barorezeptoren-Reflexes sowie über Hormone, die das Gehirn über die Blutbahn erreichen (Vasopressin, Angiotensin). Damit steht das Gehirn in direkter neuronaler und humoraler Verbindung mit der Peripherie und ist in der Lage, die gesamte Kreislauf- und Volumenregulation entscheidend zu beeinflussen. Zu den Übertragersubstanzen im ZNS, welche in kreislaufregulatorischen Bahnen beteiligt sind, gehören nicht nur die beiden bisher genannten klassischen Hormone Adrenalin und Noradrenalin sowie das ACTH, das die Nebennierenrinde zur Bildung von Cortisol anregt. Seit einiger Zeit werden dazu auch Neuropeptide gezählt. Es sind dies Hormone, die im Gehirngewebe selbst – und nicht in den Hormondrüsen – gebildet werden und

2. Streßtheoretische Grundlagen

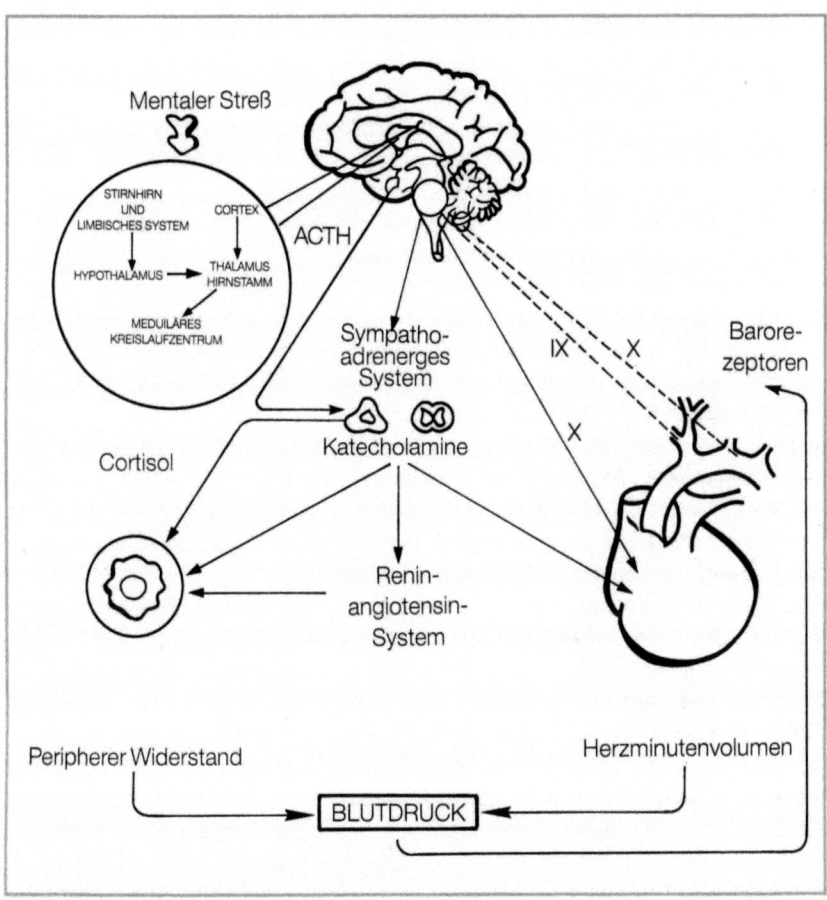

Abbildung 4: Schematische Darstellung der Auswirkungen von Distreß-Erfahrungen auf das Herz-Kreislauf-System

deren Aufgabe es ist, die Zusammensetzung, Ausschüttung und Wiederaufnahme der eigentlichen Überträgersubstanzen zu regulieren. Zu den erst in den letzten Jahren entdeckten Neuropeptiden zählen beispielsweise Endorphine, Encephaline, Angiotensin, Substanz P u. a. m. Die Vielfalt der beteiligten Überträger- und Modulatorsubstanzen und die hohe Komplexität der neuronalen Verschaltungen im Gehirn erschweren die Aufklärung der Rolle des ZNS für die Kreislaufregulation außerordent-

17

2.3 Pathophysiologische Wirkungen

lich. Dennoch sind in den letzten Jahren, vornehmlich im Tierexperiment, Erkenntnisse gewonnen worden, die unser diesbezügliches Verständnis wesentlich erweitert haben. Sie konzentrieren sich vor allem auf den Barorezeptor-Reflex.
Prinzipiell muß man zwei Arten von Veränderungen der Barorezeptorenfunktion unterscheiden, deren eine Funktion für das Zustandekommen, deren andere für die Aufrechterhaltung des hohen Blutdruckes von Bedeutung ist:
1. eine erhöhte Schwelle der Ansprechbarkeit des Reflexes (»resetting«);
2. eine verminderte Empfindlichkeit der Barorezeptoren.

Unter »resetting« versteht man die Tatsache, daß die Barorezeptoren erst ab höheren Drücken im arteriellen System zu antworten beginnen, als es unter normalen Bedingungen der Fall ist. Der Reflex läuft dabei normal ab, allerdings von einem verstellten Ausgangsniveau aus, so daß er nicht mehr ausreichend zur physiologischen, d. h. normalen Blutdruckregulation beitragen kann.
Außerdem kann die Empfindlichkeit des Barorezeptoren-Reflexes selbst insgesamt beeinträchtigt sein. Hierbei wird der Reflex bei einem normalen Schwellenwert ausgelöst, der reflexbedingte Abfall des Sympathikotonus ist aber vermindert. Solch ein Empfindlichkeitsverlust des Barorezeptor-Reflexes kann völlig unabhängig von Veränderungen der Dehnbarkeit in den Gefäßen auftreten.
»Resetting« und verminderte Empfindlichkeit können also beide zur Beeinträchtigung des Barorezeptoren-Reflexes beitragen. Sie können sowohl einzeln als auch zusammen auftreten. Mit Einschränkung kann gesagt werden, daß die verminderte Empfindlichkeit des Barorezeptoren-Reflexes eher bei der Entstehung, das »resetting« vornehmlich bei der Aufrechterhaltung der Hypertonie von Bedeutung ist.
Im Tierexperiment ist gezeigt worden, daß die Zerstörung des Barorezeptoren-Reflexes zu einer permanenten Erhöhung des Blutdruckes führt. Die erhöhte periphere Aktivität des sympathischen Nervensystems – d. h. erhöhte Herzfrequenz und erhöhter Gefäßwiderstand – wird nicht mehr von der Zentrale her ausgeglichen. Der Blutdruck stabilisiert sich auf einem höheren Niveau. Je länger der überhöhte Druck stabil bleibt, desto eher treten nunmehr auch strukturelle Veränderungen in den Gefäßen (vor allem eine Gefäßverdickung) auf. Der Bluthochdruck wird damit organisch verfestigt, verselbständigt sich gewissermaßen gegenüber den flexiblen Steuerungsvorgängen, die im gesunden Organismus zwischen ZNS und Peripherie bestehen.
Auch an Rattenstämmen, die Hochdruck vererben, sind diese Mechanismen nachgewiesen worden. Man hat nicht nur für die Phase der Hochdruckentstehung, sondern auch für diejenigen der Hochdruckstabilisierung zeigen können, daß hormonelle Veränderungen im ZNS kausal von Bedeutung sind. Neben einer vermehrten Bildung von Adrenalin und Noradrenalin in der Nebenniere wird beispielsweise das Neuropeptid Angiotensin im Gehirn junger spontan hypertensiver Ratten vermehrt zusammenge-

2. Streßtheoretische Grundlagen

setzt und im Hypothalamus in erhöhtem Maße umgesetzt. Gibt man diesen Tieren künstlich Neuropeptide direkt ins Gehirn, so antworten sie mit dramatischen Blutdruckanstiegen.
Eine zentrale peptiderge (d. h. durch die genannten Neuropeptide bewirkte) Komponente der Blutdruckstabilisierung scheint daher bei der genetischen Hypertonie im Tiermodell nachgewiesen. Ob dies auch für die essentielle Hypertonie beim Menschen zutrifft, kann gegenwärtig noch nicht eindeutig beantwortet werden. Nach allen im Tierexperiment gewonnenen Erkenntnissen kann man aber auch bei der menschlichen essentiellen Hypertonie davon ausgehen, daß verstellte zentrale Regelmechanismen an der Pathogenese des hohen Blutdrucks beteiligt sind.
Definitive Aussagen über strukturelle Veränderungen oder über Störungen im Bereich bestimmter Transmittersysteme fehlen jedoch bislang noch trotz Vorliegen einiger Einzelbefunde. Dies mag seinen Grund einmal in der schweren Zugänglichkeit des ZNS für Untersuchungen haben, andererseits auch in der Vielfalt der Erscheinungsformen der essentiellen Hypertonie. Manche Autoren vermuten, daß bei 30–40% aller essentiellen Hypertoniker eine Überaktivität des zentralen Sympathikusanteils im ZNS vorliegt; diese Hypothese bedarf noch weiterer Bestätigung. Auch ist unklar, welche Rolle dabei Umgebungseinflüsse im Vergleich zu genetischen Einflüssen spielen. Eine ganze Reihe experimenteller Studien zeigt, daß Grenzwerthypertoniker mit einer erhöhten kardiovaskulären Reaktivität speziell auf psychomentale Stressoren, im Gegensatz zu physischen Stressoren, antworten (11). Psychosoziale Belastungen können daher zur Überaktivität des Sympathikus-Systems führen und eine Dysregulation des Blutdrucks begünstigen. Ein zusätzliches und gegenwärtig vielleicht das stichhaltigste Argument für eine ZNS-Beteiligung an der menschlichen Hypertonie ist die blutdrucksenkende Wirkung zentral angreifender Substanzen wie Clonidin, alpha-Methyldopa oder Reserpin. Diese Antihypertensiva, und das gilt zum Teil auch für die Betarezeptorenblocker, wirken auf das ZNS zwar in unterschiedlicher Weise ein, gemeinsam ist ihnen jedoch, daß der antihypertensive Mechanismus über eine zentrale Erniedrigung des Sympathikotonus vermittelt wird. Auch daran kann man auf eine, wenn nicht schon absolut gesteigerte, so doch für die Höhe des Blutdrucks inadäquate, zentrale Aktivität des sympathischen Nervensystems beim Hypertoniker rückschließen.

2.3.2 Koronaratherosklerose

In den letzten Jahren haben sich die Erkenntnisse der Koronaratherosklerose deutlich weiterentwickelt. Verletzungen des Endothels und gesteigerte Permeabilität der Ge-

2.3 Pathophysiologische Wirkungen

fäßwand sind wesentliche Bedingungen ihrer Initiation, und unter den zahlreichen unterstützenden Faktoren spielen rheologische Eigenschaften, Hyperlipidämie, Katecholamine, Immunreaktionen und verschiedene Toxine eine besondere Rolle. Die durch erhöhte Permeabilität ermöglichten Ablagerungen von low density Lipoprotein (LDL-Cholesterin) in subendotheliale Regionen regen eine Proliferation glatter Muskelzellen an. Verletzungen des Endothels behindern darüber hinaus die lokale Bildung von Prostazyklin, wodurch u. a. die Plättchenaggregation und die Bildung des vasokonstriktorisch wirkenden Thromboxan A2 begünstigt werden (12).

Der Zusammenhang zwischen hohen Serumlipidspiegeln und Progression der Koronaratherosklerose ist ebenfalls in den letzten Jahren weiter geklärt worden, so insbesondere durch die Arbeiten von BROWN & GOLDSTEIN zur Funktionseinschränkung hepatischer und extrahepatischer LDL-Rezeptoren (13).

Mechanismen der Einwirkung von Streßhormonen auf LDL-Cholesterin und auf die Entwicklung von Atherosklerose sind heute noch weitgehend ungeklärt und erst in Ansätzen analysiert. Von besonderem Interesse scheinen mir in diesem Zusammenhang die experimentellen Arbeiten der Gruppe um KAPLAN zu sein (14).

Die amerikanische Forschergruppe hat 30 männliche Cynomolgus-Affen (Macaca fascicularis) während knapp zwei Jahren mit einer atherogenen Diät gefüttert und dabei die Hälfte in ihrer natürlichen Rangordnung belassen, während die andere Hälfte alle paar Wochen reorganisiert wurde, so daß insbesondere unter den dominanten Tieren immer wieder Rangordnungskämpfe ausbrachen. Durch Zugabe eines mit Östrogen behandelten Weibchens wurden diese Rangordnungskämpfe noch verschärft.

Intimaläsionen nahmen am stärksten bei denjenigen Tieren zu, die sich aufgrund ihrer Dominanz in Rangkämpfen stark verausgabten und die zugleich immer wieder um den Ertrag ihrer Anstrengung gebracht wurden, weil ihnen stärkere Artgenossen vorgesetzt wurden. Wir finden also hier das erwähnte Muster aktiver Distreßerfahrungen bei sozialer Statusbedrohung.

2. Streßtheoretische Grundlagen

Das Ergebnis wurde in einer Wiederholungsstudie partiell repliziert, die zwar mit cholesterinfreier Diät, aber mit den gleichen sozialen Stressoren durchgeführt wurde. Obwohl bisher nur für Subgruppen der sozial stabilen, versus unstabilen Tiere Werte vorliegen, zeigt sich, daß die, wenn auch schwachen, Intimaläsionen in der Gruppe der sozial unstabilen Männchen signifikant stärker entwickelt sind *(vgl. Abb. 5)*.

Zwei Schlußfolgerungen ergeben sich aus diesen Befunden:
a) Sozioemotionale Belastungen vom Typus des aktiven Distreß wirken unabhängig von (d. h. auch nach Kontrolle von) somatischen Risikofaktoren auf die Ausbreitung der Atherosklerose. Hierbei ist an die direkte Wirkung zentral gebildeter Hormone auf Intimaläsionen und Plaquebildung zu denken.
b) Sozioemotionale Belastungen vom Typus des aktiven Distreß entfalten ihre klinisch relevante Wirkung offensichtlich erst, wenn durch somatische Risikofaktoren strukturelle Vorschädigungen erzielt worden sind. Im vorgestellten Experiment zeigte sich, daß die Intimaläsionen unter Hypercholesterinämie im Schnitt etwa 20mal so stark entwickelt waren wie bei geschützten Versuchstieren, und zwar bei Vorliegen vergleichbarer sozialer Stressoren.

Experiment I Atherogene Diät (0.34 mg Cholest./Cal.)			Experiment II ~Cholest.freie Diät (0.05 mg Cholest./Cal.)	
soziale Hierarchie	sozialer Status		soziale Hierarchie	
	dominant	untergeordnet		
– stabil – unstabil	0.32 (± 0.13) 0.74* (± 0.12)	0.45 (± 0.12) 0.38 (± 0.10)	– stabil – unstabil	0.004 0.021** (dominant u. untergeordn.)

*) sign. Interaktionseffekt p=0.034   **) p < 0.002

PS: – Effekte in Exp. I bleiben sign. nach Kontrolle von Gesamtcholesterin u. HDL (Kovarianzanalyse)
– In Exp. I u. II: keine sign. Subgruppen-Unterschiede bzw. Gesamtcholesterin, HDL, RRsyst., Gewicht, Blutzucker.

Abbildung 5: Ausdehnung von Intimaläsionen (mm^2) an Koronarien experimentell gestreßter Macaca fascicularis-Affen (Rangordnungs-Streß) mit und ohne atherogene Diät (14)

2.3 Pathophysiologische Wirkungen

Neuerdings haben KAPLAN und Mitarbeiter ihre Studien auf weibliche Makkaken ausgedehnt. Hier zeigte sich ebenfalls, daß eine Interaktion zwischen somatischen, in der Geschlechtsdifferenzierung begründeten Risiken und psychosozialen Einflüssen auf atheromatöse Plaquebildung besteht. So war die Plaquebildung lediglich bei statusniedrigen Weibchen signifikant erhöht, und zwar so hoch, daß sie von denjenigen der Männchen nicht unterschieden werden konnte. Dominante Weibchen ohne Statusbedrohung zeigten weitgehend intakte Koronarien. Erste Ergebnisse zur weiteren Klärung dieses Zusammenhanges verweisen auf eine vermittelnde Rolle der Ovarialfunktion: bei dominanten Weibchen ließen sich 5mal seltener anovulatorische Zyklen feststellen als bei statusniedrigen (15). Der genaue Mechanismus zwischen Rangordnungsdistreß, zentraler, d. h. hypothalamischer Regulation der Ovarialfunktion und ihrer protektiven Rolle im Prozeß der Atherosklerose bedarf weiterer Aufklärung. Immerhin deuten diese Ergebnisse darauf hin, daß neben den bisher beinahe ausschließlich analysierten ernährungsbedingten und genetischen Faktoren auch sozioemotionale Umweltfaktoren den Atheroskleroseprozeß beeinflussen.

2.3.3 Weitere pathophysiologische Entwicklungen

Auf zahlreiche weitere neue Erkenntnisse zu diesem zuletzt genannten Zusammenhang kann hier nicht mehr in der notwendigen Ausführlichkeit eingegangen werden. So ist beispielsweise gezeigt worden, daß die myokardiale Ischämie eine zwar notwendige, aber keineswegs hinreichende Bedingung für die Auslösung schwerer Rhythmusstörungen, insbesondere des Kammerflimmerns und des nachfolgenden plötzlichen Herztodes ist. Distreß-induzierte Blockierungen eines zentralen Verbindungsweges zwischen frontalem Kortex und Kernen im Stammhirn haben nach den tierexperimentellen Forschungen von J. E. SKINNER eine wichtige modulierende Funktion in diesem fatalen Prozeß (16).
Selektive Myokardnekrosen und daraus sich entwickelnde Kardiomyopathie sind je nach Lokalisation Trigger gefährlicher Rhythmusstörungen und nachfolgenden Herztodes. Während eine ganze Reihe tierexperimenteller Studien eine Rolle von Streßhormonen in diesem Prozeß analysiert haben, kommt das dramatischste Beispiel Distreß-induzierter letaler Kardiomyopathie beim Menschen aus einer neueren pathologischen Studie: CEBELIN & HIRSCH fanden hämorrhagische Areale und selektive Nekrosen im Myokard von 11 der 15 Opfer von versuchten Gewalttaten, die ohne innere Verletzungen nach diesem Ereignis gestorben waren. Je länger die Opfer den Akt noch überlebt hatten, desto ausgeprägter waren die Läsionen (17).
Die Thrombogenese ist ebenfalls mit zentraler neurohumoraler Regulation in Verbin-

dung gebracht worden: so begünstigen Adrenalin und Vasopressin die Plättchenaggregation. Die Sensitivität der Blutplättchen gegenüber diesem Prozeß wird durch Vorhandensein von Hypercholesterinämie allerdings deutlich potenziert. Dies ist ein weiterer Hinweis auf die verschiedenen synergistischen Wirkungen, die von einer etablierten Dysregulation ausgehen können. Schließlich ist auf hormonelle Einflüsse auf die Ausbildung einer ventrikulären Hypertrophie hinzuweisen, die heute neben erhöhtem Blutdruck als kausale Mechanismen diskutiert werden.

Diese wenigen Hinweise zur Rolle von Streßhormonen bei der Entwicklung koronarer Risiken veranlassen uns, im folgenden Abschnitt eine weitere wissenschaftliche Argumentationsrichtung aufzugreifen: die Sozialepidemiologie.

3. Sozialepidemiologische Ergebnisse zum Zusammenhang von chronischem Distreß und koronarem Risiko

3.1 Einflüsse auf KHK-Neuerkrankungsraten

Wenn wir mit den aufgezeigten Überlegungen und Befunden am Beginn einer wissenschaftlich fundierten Synthese zwischen natur- und verhaltenswissenschaftlichen Erklärungsmodellen der Herz-Kreislauf-Krankheiten stehen, dann stellt sich die Frage, wieweit das bisher Vorgetragene durch sozialepidemiologische Untersuchungen erhärtet werden kann.

> Die Sozialepidemiologie untersucht den Einfluß gesellschaftlicher und psychischer Risiken auf die Häufigkeit kardiovaskulärer Neuerkrankungen in großen Bevölkerungsgruppen. Wenn auch dadurch nur auf Gruppen bezogene Wahrscheinlichkeitsaussagen erzielt werden können, sind ihre Ergebnisse dennoch von Bedeutung, weil sie in Bereichen, die der experimentellen Manipulation entzogen sind, Erkenntnisse hervorbringt, die auch für praktisch-medizinische Aufgaben der Prävention und Intervention von Nutzen sind.

Welche sozialepidemiologischen Ergebnisse zum Zusammenhang zwischen spezifischen sozioemotionalen Belastungen infolge Statusbedrohung, psychischen Merkmalen und erhöhter Herz-Kreislauf-Erkrankungsrate liegen uns heute vor? Bei der Erörterung dieser Frage konzentrieren wir uns im wesentlichen auf die ischämischen Herzkrankheiten, speziell den akuten Myokardinfarkt. Vor dem Hintergrund der bisherigen Ausführungen kommt es nun darauf an, die sozialen Gegebenheiten sowie die ihre Belastungswirkung ver-

3. Sozialepidemiologische Ergebnisse

stärkenden individuell-psychischen Eigenschaften zu identifizieren, welche das Potential aktiver Distreßerfahrungen deutlich erhöhen.

> In mindestens drei groß angelegten prospektiven Studien und in einer Reihe von zum Teil sorgfältig geplanten und an einem umfangreichen Kollektiv durchgeführten retrospektiven Fall-Kontrollstudien wurde bisher der Einfluß sozialer Statusbedrohungen auf die KHK-Neuerkrankungsrate untersucht.

KORNITZER und Mitarbeiter haben männliche Angestellte zweier Bankinstitute in Brüssel über einen Zehnjahreszeitraum untersucht. Die beiden Unternehmen unterschieden sich in folgender Weise: Während es sich bei dem einen Institut um eine Privatbank handelte, die sich durch eine dynamische Geschäftspolitik mit innerbetrieblichen Umstrukturierungen, damit verbundener hoher Kündigungsrate und erhöhten psychomentralen Belastungen auszeichnete, war das andere Institut halbstaatlich organisiert und wies im wesentlichen sichere Arbeitsplätze auf. Obwohl die untersuchten Männer initial im wesentlichen vergleichbare somatische Risikofaktoren aufwiesen, zeigten nach 10 Jahren die Mitglieder des Privatunternehmens eine doppelt so hohe Neuerkrankungsrate an Koronaren Herzkrankheiten (18).

MEDALIE u. a. beobachteten 10 000 männliche Beschäftige des öffentlichen Dienstes in drei israelischen Großstädten über fünf Jahre. Die altersstandardisierten Inzidenzraten an Herzinfarkt waren signifkant erhöht bei Probanden, die zu Beginn schwerwiegende Konflikte am Arbeitsplatz, speziell mit ihren Vorgesetzten, angeführt hatten. Da im öffentlichen Dienst mit einer relativ hohen Arbeitsplatzsicherheit zu rechnen ist, dürfte dieser Indikator zwar nicht aktue Statusbedrohung, wohl aber wiederkehrende erfolglose Verausgabungserfahrungen am Arbeitsplatz erfassen (19).

In der bekannten Framingham-Studie haben neueste Auswertungen gezeigt, daß cerebrovaskuläre Krankheiten in einem Zehnjahreszeitraum unter anderem bei denjenigen Männern signifikant erhöht waren, die angeführt hatten, sie sähen nur geringe Chancen, dasjenige Einkommen zu erreichen, welches sie tatsächlich angestrebt hatten. Signifikanzeffekte blieben nach Kontrolle von Alter, Blutdruck, Cholesterin und Zigarettenrauchen erhalten (20). In der

3.1 Einflüsse auf KHK-Neuerkrankungen

gleichen Studie ergaben sich auch Hinweise auf die Beziehung zwischen aktiven Distreßerfahrungen zwischen Ehepartnern und erhöhten KHK-Raten: Männer, deren Ehefrauen einen höheren Schulabschluß erworben hatten, besaßen ein mehr als dreifach erhöhtes Infarktrisiko gegenüber Männern, deren Ehefrauen gleichen oder niedrigeren Schulabschluß aufwiesen. Sozialstrukturell gesetzte Positionsbegrenzungen wirken offenbar auch in diesem Bereich verschärfend auf Erfahrungen eines Ungleichgewichts zwischen investiertem Aufwand in soziale Sichtbarkeit und dem daraus folgenden emotionalen Ertrag (21). Andererseits ist bekannt, daß eine gute sozioemotionale Unterstützung selbst bei Vorhandensein beruflicher Statusbedrohung protektiv wirkt (22).

In einer gut dokumentierten retrospektiven Fall-Kontrollstudie an 380 Patienten mit vorzeitigem Herzinfarkt und einer nach Alter, Geschlecht und beruflichem Status vergleichbaren Kontrollgruppe konnten meine Mitarbeiter und ich zeigen, daß bei 21,4% der Infarktpatienten berufliche Abwärtsmobilität in den letzten Jahren vorhanden war, in der Kontrollgruppe lediglich bei 9,4%. Dieser mehr als doppelt so hohe Anteil der beruflich Abgestiegenen bzw. der unfreiwilligen Wechsler muß vor dem Hintergrund besonderer jahrelanger beruflicher Verausgabungen der Infarktgruppe gesehen werden. So haben beispielsweise 25% der Infarktpatienten, aber nur 9% der Gesunden in den letzten sechs Monaten vor Krankheitsausbruch bzw. vor Befragung mehr als 40 Überstunden pro Monat geleistet. Auch war der Anteil belastender Lebensereignisse während der letzten zwei Jahre, die sich im beruflichen Bereich abspielten (z. B. plötzliche Veränderung der Verantwortung, Wechsel von Vorgesetzten oder engsten Mitarbeitern, Wechsel der Tätigkeit) bei den Patienten 2,9mal so hoch wie bei den Herz-Kreislauf-Gesunden. Schließlich konnten wir zeigen, daß Infarktpatienten verstärkt innerbetrieblichen Rationalisierungsmaßnahmen während der letzten Jahre vor Krankheitsausbruch ausgesetzt waren und daß Patienten im Schnitt auch deutlich höhere subjektive Arbeitsbelastung (z. B. Zeitdruck, Störungen, Konzentration) angaben (23).

> Es sind aber nicht nur äußere Situationen, die koronargefährdenden chronischen Distreß erzeugen, sondern auch bestimmte psychische Dispositionen des Individuums, insbesondere spezifische Formen der persönlichen Bewältigung von Anforderungssituationen.

3. Sozialepidemiologische Ergebnisse

Bei der Betrachtung des entsprechenden individuellen Bewältigungsmusters ist das sogenannte Typ-A-Verhaltensmuster von besonderer Bedeutung, das einer seiner Begründer, R. H. ROSENMAN, jüngst folgendermaßen definiert hat: »Das Typ-A-Verhaltensmuster ist kein Persönlichkeitsmerkmal, sondern umfaßt eine Reihe verhaltenswirksamer Elemente, die mit einer verstärkten adrenergen Reaktion auf Alltagserfahrungen einhergehen: Verhaltensdispositionen wie Ehrgeiz, Aggressivität, Rivalität und Ungeduld; spezifische Äußerungen wie Muskelspannung, gespannte Aufmerksamkeit, schnelle und emphatische Sprechweise und Beschleunigung vieler Aktivitäten; emotionale Reaktionen wie Irritierbarkeit und erhöhtes Potential für Feindseligkeit und Ärger. Typ-A-Verhalten ist ein integriertes Muster von Äußerungen, das sich in seinen psychologischen Dimensionen von Angst, Depression, Enttäuschung, Neurotizismus sowie von psychopathologischen Reaktionen unterscheidet. Es stellt ein charakteristisches Bewältigungsmuster angesichts von Belastungserfahrungen dar« (24). Demgegenüber zeichnen sich Menschen mit Typ-B-Verhalten durch diametral entgegengesetzte Verhaltensweisen aus, die nach Ansicht der Experten dieser Forschungsrichtung als koronarer Schutzfaktor wirken.

Heute liegen mindestens sechs prospektive Studien zum Zusammenhang zwischen Typ-A-Muster und Neuerkrankungsrate an Koronaren Herzkrankheiten vor. Während vier Studien positive Beziehungen berichten, darunter zwei insbesondere mit der Komponente »latente Feindseligkeit« des Typ-A-Musters, konnten zwei andere prospektive Studien in der Gesamtpopulation den postulierten Zusammenhang nicht nachweisen (25). Obwohl Typ A ein unabhängiger Risikofaktor ist, der auch nach Kontrolle der etablierten somatischen Risikofaktoren wirkt, scheint seine Bedeutung als Prädiktor in dem Maße zu wachsen, in dem die entsprechenden Personen zusätzlich durch somatische Risiken gefährdet sind. In der bekannten Framingham-Studie zeigte sich, daß die Typ-A-Klassifizierung erst in den obersten zwei Dezilen der nach Ausprägung der Standardrisikofaktoren klassifizierten Population zu einer substantiellen Varianzerklärung beitrug, mit anderen Worten also, daß das Typ-A-Verhalten erst bei Personen mit bereits ausgeprägten somatischen Risikofaktoren (vor allem erhöhter Blutdruck, erhöhte Blutfettwerte) zum klinisch relevanten Risiko wird. Dieser epidemiologische Befund steht im Einklang mit den oben zitierten tierexperimentellen Ergebnissen zur synergistischen Wirkung von atherogener Diät und Distreß *(vgl. Abb. 6)* (26).

3.1 Einflüsse auf KHK-Neuerkrankungen

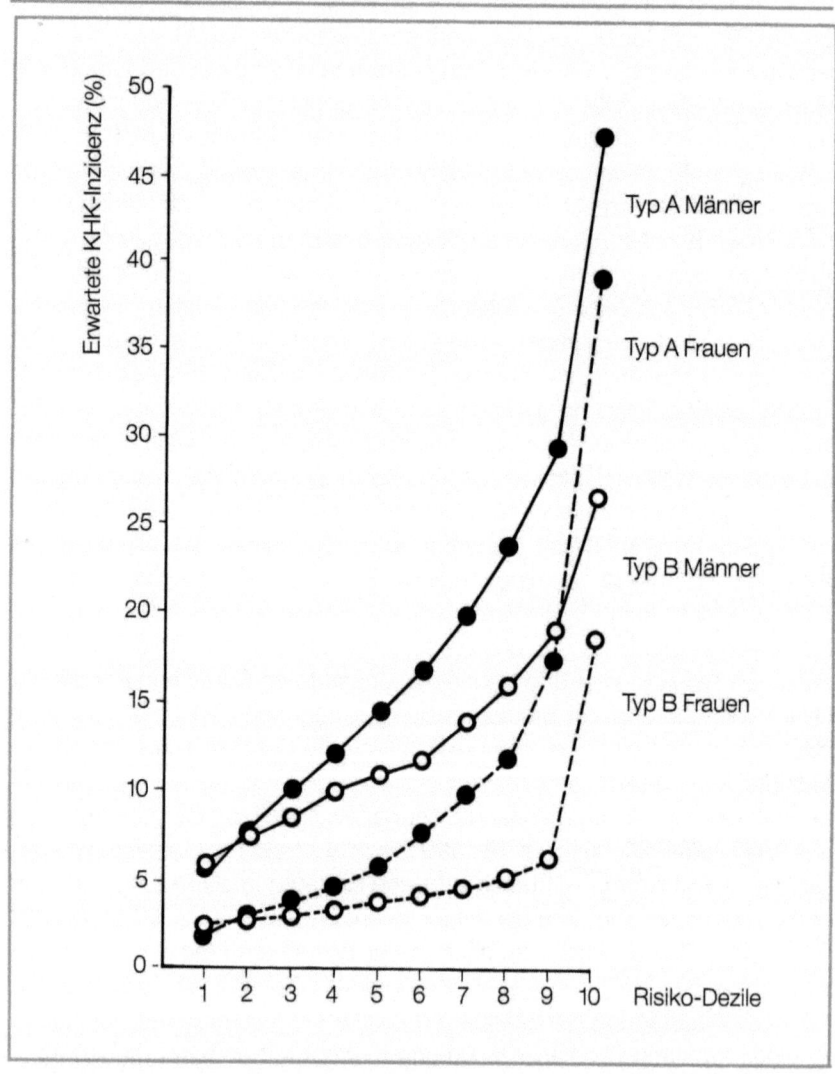

Abbildung 6: Erwartete 10-Jahres-Inzidenz von KHK bei Männern und Frauen (45–64 J.) nach Dezilen somatischer Risikogefährdung und nach Vorliegen von Typ A vs Typ B Verhaltensmuster (n = 1330; Framingham-Studie). Wie man sieht, trägt das Merkmal »Typ A« lediglich in den somatisch hochgefährdeten Gruppen zu einer Verbesserung der Prognose bei (26).

3. Sozialepidemiologische Ergebnisse

In einer kritischen Auseinandersetzung mit dem Typ-A-Konzept haben wir vorgeschlagen, die kognitiven und motivationalen Voraussetzungen koronargefährdenden Verhaltens unter dem Aspekt einer interpersonellen Regulationsstrategie antizipierter Unsicherheit bzw. Kontrollbedrohung zu analysieren. Koronargefährdet sind Individuen, die eine besondere Bereitschaft zeigen, auf Bedingungen ihrer näheren, sichtbaren Umgebung, welche ihre Kontrollambitionen stimulieren oder sogar bedrohen (Anforderungs- und Konkurrenzsituationen), mit unrealistischen Anforderungsbewertungen und entsprechend undosiertem Leistungsverhalten zu reagieren. In der bereits zitierten Studie an 380 Patienten mit überstandenem erstem Herzinfarkt und einer herz-kreislaufgesunden parallelisierten Kontrollgruppe konnten wir beispielsweise zeigen, daß diejenigen Patienten, die in den letzten Jahren einen statusbedrohenden erzwungenen beruflichen Wechsel erfahren hatten, signifikant höhere Kontrollambitionen besaßen als Patienten mit stabiler beruflicher Position. Auch waren diese koronargefährdenden Einstellungsmuster 18 Monate nach der Erstuntersuchung nach Herzinfarkt dann am stärksten ausgeprägt, wenn die Patienten ungünstige Erfahrungen mit ihrer beruflichen Rehabilitation gemacht hatten. In einer eindrucksvollen Studie wurden die tödlichen Konsequenzen solch massiver aktiver Distreßerfahrungen in einer m. E. besonders überzeugenden sozialepidemiologischen Studie im Herz-Kreislauf-Bereich belegt. RUBERMAN et al. (27) zeigten an 2000 Männern, daß das Mortalitätsrisiko in den ersten drei Jahren nach Herzinfarkt bei Patienten mit starken, vor allem beruflichen sozioemotionalen Belastungen und mit gleichzeitig hoher sozialer Isolation 5,6mal so hoch war wie dasjenige der wenig belasteten bzw. geschützten Patienten. Dieser Effekt war ermittelt worden, nachdem der Einfluß der medizinisch etablierten Prognosefaktoren (Ausmaß der Herzrhythmusstörungen, Ausmaß der Herzmuskelschädigung) bereits statistisch kontrolliert worden war. Zu diesem Muster aktiver Verausgabung unter prekären soziostrukturellen Bedingungen gesellen sich häufig noch belastende Lebensereignisse und Schicksalsschläge hinzu, die sodann die biosozialen Anpassungsmöglichkeiten des Individuums überschreiten und im Organismus mit vorgeschädigtem Herz-Kreislauf-System den katastrophalen Zusammenbruch auslösen können. Häufig finden sich in der Vorphase eines solchen Zusammenbruchs Zustände chronischer Verärgerung und Hoffnungslosigkeit sowie hartnäckige, unerklärte Durchschlafstörungen als Warnzeichen erschöpfter Bewältigungsressourcen (28).

3.2 Chronischer Distreß und erhöhte Blutlipoproteine/erhöhte Blutdruckwerte

Von den referierten wie auch von ähnlichen Studien können zwar weitere Beiträge zur Präzisierung von Risikosituationen und Risikodispositionen erwartet werden, jedoch sagen sie wenig aus über die zugrunde liegenden pathophysiologisch bedeutsamen Mechanismen. Wir versuchen daher seit einigen Jahren im Rahmen einer noch laufenden, prospektiven Studie, bei ca. 400 männlichen Industriearbeitern im metallverarbeitenden Bereich (Alter zwischen 25 und 55 Jahren) diese Frage ein Stück weit zu klären. Die beobachteten Arbeitnehmer – Meister, Facharbeiter und angelernte Arbeiter – sichern ihre berufliche Existenz unter relativ prekären Arbeitsbedingungen: Prekär sind diese Bedingungen einmal auf der strukturell-ökonomischen Ebene (Absatzkrisen in der Metallbranche, damit verbundene Rationalisierung und Unsicherheit des Arbeitsplatzes, geringe Arbeitsplatzalternativen aufgrund des begrenzten Qualifikationsniveaus) und zum zweiten auf der Ebene des täglichen Arbeitsvollzuges (Schicht- und Akkordarbeit, Lärm, Hitze, Zeitdruck, Störungen u. a.). Diese Arbeitsbedingungen sind in der Regel gepaart mit einem familialen Arrangement, das längerfristig Stabilität erfordert (z. B. durch Hausbau und die damit verbundenen finanziellen Verpflichtungen). Wir nehmen an, daß sich das untersuchte Kollektiv durchschnittlich sehr stark verausgabt, sowohl gezwungenermaßen am Arbeitsplatz als auch in Nebentätigkeit und Nachbarschaftshilfe.

3.2 Chronischer Distreß und erhöhte Blutlipoproteine/ erhöhte Blutdruckwerte

In dem untersuchten Kollektiv zeigte sich nach Kontrolle des Einflusses von Alter, Gewicht und Zigarettenrauchen ein signifikant erhöhter Mittelwert der Low-Densitiy-Lipoprotein (LDL)-Werte in der am wenigsten privilegierten, rangniedrigsten und hinsichtlich des beruflichen Status am wenigsten gesicherten Arbeitsgruppe.

> Genauere Untersuchungen des Verhältnisses von Low-Density-Lipoprotein (LDL) zu High-Density-Lipoprotein (HDL) über einen zweijährigen Zeitraum zeigten signifikante Interaktionseffekte zwischen objektiven Arbeitsbelastungen und subjektiven Beanspruchungen auf die Höhe des LDL/HDL-Quotienten.

3. Sozialepidemiologische Ergebnisse

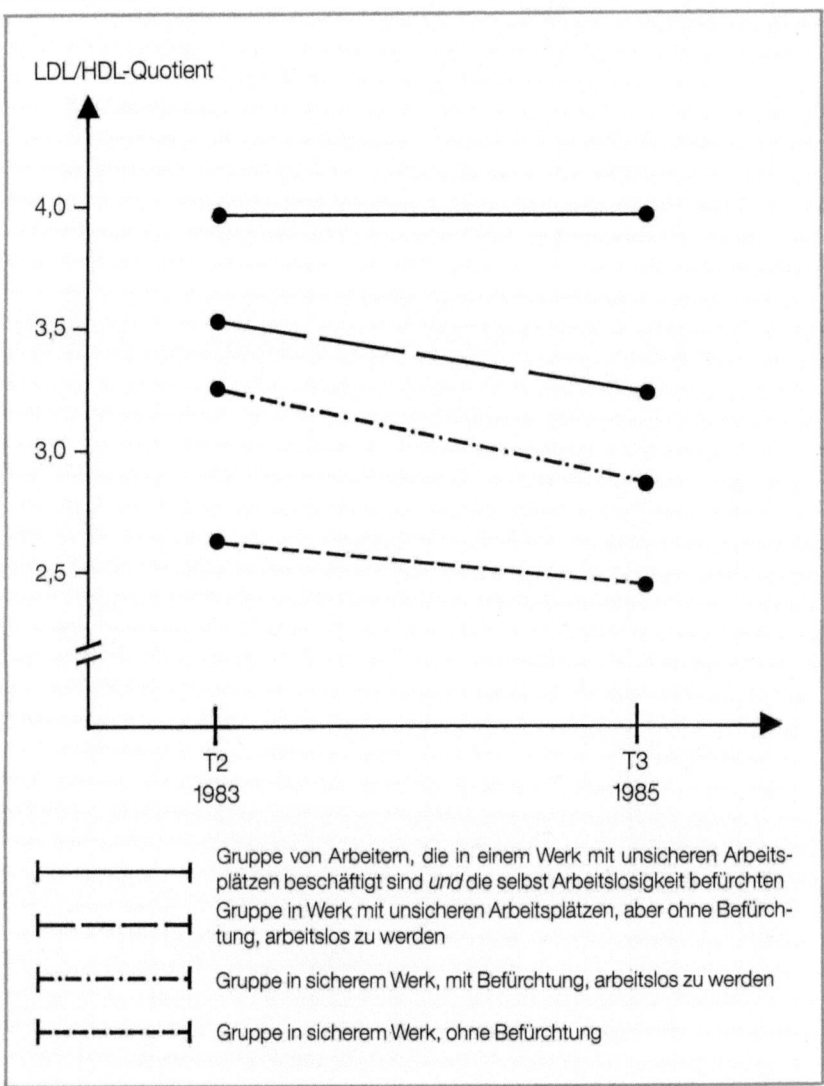

Abbildung 7: Höhe des angepaßten Gruppenmittelwertes des LDL/HDL-Quotienten in Gruppen mit unterschiedlicher Stärke sozioemotionaler beruflicher Belastung (n = 255 männliche Industriearbeiter [25–55 J.]). Die am stärksten belastete Gruppe weist nach Kontrolle von Übergewicht und Alter die höchsten Werte auf (29).

3.2 Chronischer Distreß und erhöhte Blutlipoproteine/erhöhte Blutdruckwerte

Als Beispiel eines solchen Zusammenhanges dient *Abbildung 7*. Hier sieht man, daß Arbeiter, deren Arbeitsplatz objektiv ungesichert war (Arbeitsplatz in einem Werk, in welchem im Untersuchungszeitraum die Belegschaft um 20% verringert wurde) und welche subjektiv unter dieser Unsicherheit litten, im Durchschnitt einen signifikant höheren Quotienten aufwiesen als weniger belastete Gruppen und daß dieser Quotient, im Gegensatz zu demjenigen der anderen Gruppen, über den Zweijahreszeitraum praktisch nicht abnahm *(vgl. Abb. 7)*.

Gleiche Befunde zeigten sich in der Gruppe der Arbeiter, die seit Jahren in Nacht- und Wechselschicht arbeiten und die angeben, in jüngster Vergan-

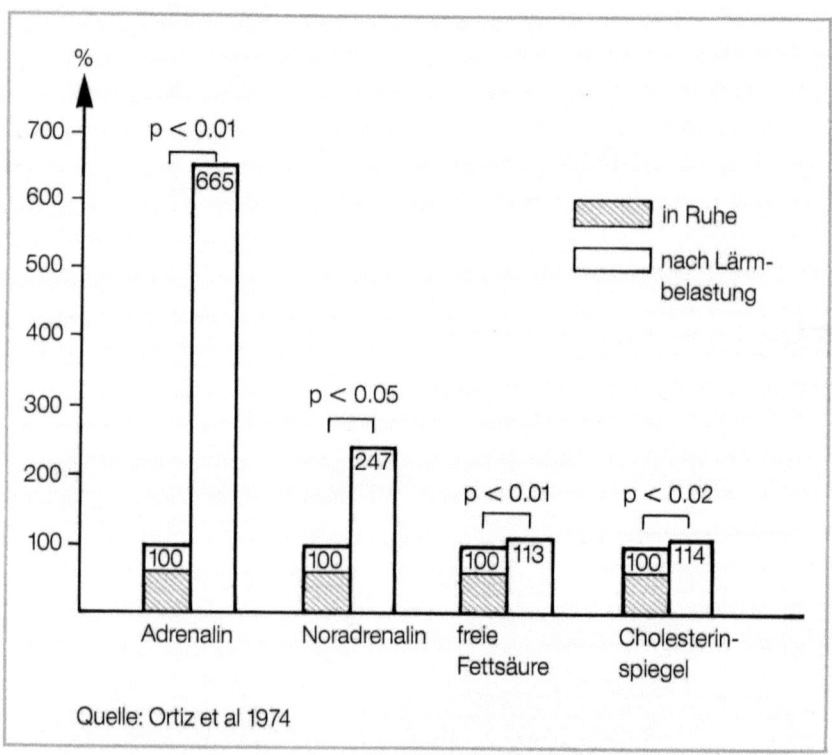

Abbildung 8: Endokrine Veränderung bei n=13 Arbeitern nach dreistündiger Tätigkeit an einem Prüfstand für Düsentriebwerke (Belastung 105–115 dB[A]).

3. Sozialepidemiologische Ergebnisse

genheit verstärkt unter der innerbetrieblichen Rationalisierung zu leiden (29). Es scheint wichtig, darauf hinzuweisen, daß in diesen zahlenmäßig kleinen, jedoch durch die besondere chronische Belastungsqualität homogenen Gruppen der angepaßte Mittelwert des LDL-HDL-Quotienten (nach Kontrolle der Einflüsse von Alter, Geschlecht und Zigarettenrauchen sowie nach Ausschluß von Personen mit Verdacht auf chronischen Alkoholkonsum) Werte zwischen 3,5 und 4,5 annimmt und damit an der Grenze zur behandlungsbedürftigen Hyperlipidämie liegt.

Etwas umfangreicher, allerdings keineswegs einheitlich, ist die gegenwärtige Forschungslage zum Zusammenhang von chronischem Distreß und hohem Blutdruck. Eine Reihe von Studien befaßt sich mit extra-auralen Lärmwirkungen auf den Blutdruck. Diese Wirkungen laufen über dieselben Bahnen wie die in Abschnitt 2.2 beschriebenen. Aus etwa 20 experimentellen Labor- und Feldstudien ergibt sich ein recht einheitliches Bild: Breitbandgeräusche führen zu einem deutlichen, zumeist signifikanten Anstieg des diastolischen, zum Teil auch des systolischen Blutdrucks, wobei jedoch eine klare Dosis-Wirkungs-Beziehung nicht besteht (30). Die zugrundeliegenden Mechanismen hormoneller Überstimulation sind in einigen dieser Experimente miterfaßt worden, so zum Beispiel in der in *Abbildung 8* dargestellten Studie (31). Sie zeigt einen hochsignifikanten Anstieg von Adrenalin und Noradrenalin im Plasma nach dreistündiger Tätigkeit an einem Prüfstand für Drüsentriebwerke.

Die entscheidende Frage, ob dieser blutdrucksteigernde Effekt des Lärmes nur passager ist, oder ob die chronische Lärmbelästigung über die skizzierten Prozesse der Dysregulation eine systematische Hypertonie erzeugen kann, ist heute allerdings nicht schlüssig zu beantworten. Zwar ist der Anteil hypertoner Lärmarbeiter bei einer Exposition bis zu 70 Dezibel (dB[A]) am jeweiligen Arbeitsplatz mit 5% fünfmal geringer als bei Arbeitern, die an Arbeitsplätzen mit Lärmemissionen bis zu 100 Dezibel (dB[A]) beschäftigt sind, aber exakte prospektive Studien, welche die notwendigen multivariaten Kontrollrechnungen enthalten, sind bisher nicht vorgelegt worden (31). Erwähnenswert erscheint allerdings das Ergebnis einer neueren Studie, die einen Anteil von 22,8% behandelter Hypertoniker in einem lauten Wohngebiet (Verkehrslärm ca. 66 bis 73 Dezibel (db[A])) ermittelte, gegenüber 14,6% Hypertonikern in einem ruhigeren Wohngebiet.

Lärm führt auch häufiger zu Schlafstörungen, wodurch die Regenerationsfähigkeit und Abwehrkraft des Organismus geschwächt wird. Allerdings führt nicht jede objektiv gleiche Lärmbeschallung auch subjektiv zu gleichen Empfindungen und physiologisch zu gleichen Reaktionen. Sozialer Kontext, kognitive Bewertung und emotionale Befindlichkeit moderieren die physiologische Reaktion.

Von besonderem Interesse ist die Frage nach kumulativen Effekten von Lärm und sozioemotionalen Distreßerfahrungen. In der zitierten Längsschnittstudie an Arbeitern der Metallindustrie zeigte sich ein signifikanter Effekt der kombinierten Belastung von Lärm und finanziellem Druck zur Akkordarbeit, nach Kontrolle der Einflüsse von Alter, Gewicht und Zigarettenrauchen, auf die Höhe des systolischen Blutdrucks.

> An dieser Stelle sollte schließlich kurz auf die verschiedenen Interaktionen zwischen den koronaren Risikofaktoren eingegangen werden. Zweifellos unterschätzen wir tendenziell das koronare Risiko, wenn lediglich einzelne Faktoren analysiert werden. Es ist bekannt, daß das Krankheitsrisiko nicht additiv, sondern kumulativ ansteigt, wenn mehrere somatische Risikofaktoren in einem Individuum vereint sind.

Einige der bisher genannten sozialen und psychischen Belastungsbedingungen führen auch zu einer Erhöhung des Zigarettenkonsums. Indem sie gleichzeitig Lipide und Blutdruckwerte mit beeinflussen, können sie als krankheitsträchtige Gegebenheiten bezeichnet werden. Diese sollten bei einer Prioritätensetzung präventiver Aktivitäten vorrangig beachtet werden.

3.3 Chronischer Distreß und Thromboserisiko

> In einer jüngst erschienenen englischen Studie wurde der Zusammenhang zwischen chronischen Arbeitsbelastungen, sozioökonomischem Status und Plasma-Fibrinogen untersucht. Arbeitsbelastungen wurden nach einem dem aktiven Distreßkonzept verwandten Modell erho-

3. Sozialepidemiologische Ergebnisse

ben: als hoch belastet wurden Personen eingestuft, deren Arbeitsplatz subjektiv als sehr fordernd und hektisch erlebt wurde und der zugleich nur geringe Möglichkeiten der Eigeninitiative und eigenen Arbeitsplanung offenließ.

Bei einer Subgruppe der 435 Männer im Alter von 35–54 Jahren, die an einer Kontrolluntersuchung im Rahmen einer prospektiven sozialepidemiologischen Studie teilnahmen, wurden Plasma-Fibrinogen-Werte bestimmt. Das Ergebnis der Analyse ist in *Abbildung 9* enthalten. Ähnlich wie bei den referierten Ergebnissen zu den Lipoproteinfraktionen zeigt sich auch hier bei der objektiv statusniedrigen und subjektiv hochbelasteten Gruppe die höchste koronare Gefährdung. Bei den angeführten Mittelwerten des Plasma-Fibrinogens ist der Einfluß von Alter, Rauchen und Gewicht berücksichtigt (32).

Die bisher vorgestellten exemplarischen Ergebnisse zeigen, daß zwar einerseits noch viele Fragen einer genaueren wissenschaftlichen Abklärung bedürfen, daß aber andererseits Erkenntnisse vorliegen, die aufgrund ihrer Eindeutigkeit und Bestimmtheit bereits heute die Frage nach praktischen Konsequenzen für den behandelnden Arzt aufwerfen. Dieser Frage wollen wir uns im abschließenden Kapitel zuwenden.

Plasma-Fibrinogen (mmol/1)	Arbeitsbelastungs-Summenmaß		
	niedrig	mittel	hoch
hoher innerbetrieblicher Status	2.90	3.05	3.14
niedriger innerbetrieblicher Status	2.93	3.27	3.69
Univariate Analyse: $r=.37$; $p=.01$)			

Abbildung 9: Höhe des Plasma-Fibrinogens in Abhängigkeit von innerbetrieblichem Status und subjektiven Arbeitsbelastungen bei Angestellten des öffentlichen Dienstes (35–54 J., Männer, n = 75) (32)

4. Praktische Folgerungen

4.1 Praxisnahe Zusammenfassung bisheriger Ergebnisse

Die hier zusammengestellten wissenschaftlichen Ergebnisse haben folgendes gezeigt:
1. Chronischer Streß wirkt koronargefährdend, wenn lang andauernde, intensive Erfahrungen von aktivem Distreß gemacht werden, d. h. von Leistungsanforderungen, die mit vorhandenen Mitteln trotz äußeren oder inneren Handlungszwanges nicht erfolgreich zum Ziel geführt werden können. Um nachhaltige Emotionen der Irritierung, Verärgerung und Frustration zu erzeugen, bedarf es in der Regel eines Zusammenspiels äußerer sozialer Belastungsfaktoren und innerer psychischer Reaktionsbereitschaften.
2. Das Gesamtbild Distreß-erzeugender Umstände ist nicht überschaubar, ebensowenig die individuelle Reaktionsbereitschaft angesichts von Belastungserfahrungen. Aber es lassen sich einige besonders hervorstechende, häufige Risikokonstellationen aktiver Distreßerfahrungen identifizieren.
2a. Für Menschen des mittleren und höheren Erwachsenenalters sind dies im Bereich äußerer Belastungsfaktoren in erster Linie: statusbedrohende Gegebenheiten in Beruf, Familie und Freundeskreis; berufliche Überforderungen; Kumulation beruflicher Belastungen (Mehrfachbelastungen) an Risikoarbeitsplätzen; Arbeitsplätze mit geringen Kontrollmöglichkeiten bei gleichzeitig hohem Leistungsdruck; Vorhandensein unlösbarer Spannungen in Familie und Nachbarschaft; Fehlen sozioemotionalen Rückhalts (in Beruf und Familie).
2b. Im Bereich psychischer Dispositionen sind Motivationen, Kognitionen und Verhaltensweisen risikoträchtig, die auf übersteigerte

berufliche Kontrollbestrebungen, damit einhergehende unrealistische Anforderungsbewertungen, berufliche Distanzierungsfähigkeit, ausgeprägte Leistungsrivalität, Hektik und latente Feindseligkeit hindeuten.
3. Bei den meisten Menschen, die über Jahre intensiven Distreßerfahrungen ausgesetzt sind, tritt eine Phase der Erschöpfung, der Bewältigungskrise auf, die sich nicht nur in gesteigerter Depressivität, Energielosigkeit und Müdigkeit, nicht nur in monatelangen Gefühlen von Verärgerung und von Hoffnungslosigkeit niederschlägt, sondern häufig in einer Zunahme ungeklärter Durchschlafstörungen. Diese vulnerable Phase ist von besonderer Bedeutung für ärztliche Interventionen (s. u. 4.2).
4. Die klinische Wertigkeit intensiver, langandauernder Distreßerfahrungen ist in starkem Maße abhängig vom Ausmaß der gesundheitlichen, vor allem der kardiovaskulären Vorschädigung. Am höchsten dürfte sie im Kontext der Reinfarktgefährdung bei Patienten nach überstandenem Erstinfarkt sein, ebenso bei Patienten mit Koronarer Herzkrankheit (Angina pectoris, Herzinsuffizienz). Bei Patienten mit somatischen koronaren Risikofaktoren sind Distreßerfahrungen klinisch vermutlich um so bedeutsamer, je eher bereits strukturelle Endorganschädigungen vorliegen (Koronaratherosklerose, Myokardhypertophie), je größer die Zahl simultan vorhandener Risikofaktoren ist (Synergismus).
5. Aufgrund ihrer systemisch-regulativen Aufgabe können Streßhormone infolge Überstimulation an verschiedenen Orten des Organismus, auch in verschiedenen Bereichen des Herz-Kreislauf-Systems (plurifokal) eingreifen. Determinanten ihrer Selektivität (genetische Fixierung? Locus minoris resistentiae) sind heute noch kaum bekannt. Auch stehen heute noch keine klinisch anwendbaren Marker zur Verfügung, die das Ausmaß Distreß-induzierter Schädigungen des Herz-Kreislauf-Systems direkt abzuschätzen gestatten. Dennoch kann der Arzt bereits heute in ersten Ansätzen ein rudimentäres anamnestisches und diagnostisches Rüstzeug einsetzen, um diese zusätzlichen Risiken abzuschätzen (s. u. 4.2).

6. In der individuellen Arzt-Patienten-Beziehung sind die präventiven und therapeutischen Einflußmöglichkeiten neben der akuten Krisenintervention eher auf das mikrosoziale Umfeld (vor allem Familie, eventuell Arbeitsplatz) sowie auf individuelle Einstellungen und Handlungsweisen von Patienten zentriert. Zielsetzungen Distreßmindernder Maßnahmen medikamentöser und nichtmedikamentöser Art sind:
 a) Distreßabschirmung in akuten Belastungsphasen
 b) Erhöhung der Distreßtoleranz durch soziotherapeutische und verhaltensmedizinische Maßnahmen
 c) Stärkung der individuellen Handlungsbereitschaft, welche den Abbau äußerer und innerer Potentiale aktiver Distreßerfahrungen zum Ziele haben (s. u. 4.3).

Abschließend sollen einige vertiefende Informationen zu einer psychosoziologischen und psychophysiologischen Diagnostik koronarer Hochrisikogruppen sowie zu Ansätzen und Möglichkeiten verhaltensmedizinischer Intervention gegeben werden.

4.2 Diagnostik koronarer Hochrisikogruppen

Wir haben im dritten Kapitel u. a. ein psychosoziales Präinfarktsyndrom beschrieben, das neben verschärften äußeren Belastungen – beispielsweise in Form lebensverändernder Ereignisse oder subakuter Verschärfungen chronischer Belastungen – Anzeichen erschöpfter innerer Bewältigungsressourcen enthält.

Von besonderer Bedeutung sind in diesem Zusammenhang in jüngster Vergangenheit verstärkt aufgetretene nächtliche Durchschlafstörungen, die nicht trivialer Natur sind. Verschiedene Studien haben die Rolle nächtlicher Schlafstörungen in der Präinfarktphase betont. Dabei kommt einer Differentialdiagnostik dieser Störungen zentrale Bedeutung zu, welche nächtliche instabile Angina pectoris, Schlafapnoe sowie Distreß-induzierte neurohormonelle Dysregulationen als Ursachen unterscheidet (28).

4. Praktische Folgerungen

Bereits die durch den Internisten erfolgende anamnestische und später invasive Abklärung nächtlicher instabiler Angina pectoris kann präventivmedizinisch hochgradig bedeutsam sein. Wenn die Schätzung LICHTLENs stimmt, daß etwa bei der Hälfte der vorzeitig, vor dem 65. Lebensjahr eingetretenen Infarkt-Todesfälle ein Präinfarktsyndrom anzunehmen ist – dies wären in der Bundesrepublik Deutschland im Jahre 1980 immerhin 20 000 Menschen gewesen –, dann könnte die Differentialdiagnostik nächtlicher Schlafstörungen als Focus einer Identifizierung gefährlicher pectanginöser Ruheattacken wichtig sein. Auch zeigen neue Studien, daß zentrale und obstruktive Schlafapnoe längerfristig mit einem beachtlichen kardiovaskulären Risiko verknüpft ist, welches angesichts der recht weiten Verbreitung des Beschwerdebildes ebenfalls einer gezielten Diagnostik und Intervention bedarf. Unsere neuesten Ergebnisse der prospektiven Studie an Industriearbeitern legen ebenso wie einige andere Studien die Vermutung nahe, daß drittens Distreß-induzierte Schlafstörungen als Anzeichen einer erschöpften psychophysischen Anpassungskapazität an alltägliche Dauerbelastungen eine erhebliche Bedeutung bei der Charakterisierung koronarer Hochrisikogruppen besitzen. Die beim heutigen Stand vorhandenen anamnestischen und diagnostischen Verfahren zur psychosozialen Identifizierung dieser Hochrisikogruppen sind allerdings noch nicht in die ärztliche Standardtätigkeit eingeführt und daher vorerst nur in enger Zusammenarbeit mit wissenschaftlichen Beratungsstellen durchzuführen (z. B. Fragebogen zur Schlaf- und Belastungsanamnese bei Patienten mit Koronarer Herzkrankheit bzw. koronaren Risikofaktoren (SBA) (33), Beurteilung von Frequenzmustern aus Langzeit-EKG-Registrierungen bei stark schlafgestörten Probanden mit Erschöpfungskrisen; Beurteilung der psychophysiologischen Reaktivität auf standardisierte psychomentale Streßtests etc.).

Angesichts der großen Last von Herz-Kreislauf-Risiken und angesichts der daraus auch ökonomisch entstehenden Folgelasten ist dennoch auf die große Bedeutung einer gezielten Identifizierung gefährdeter Koronarkranker hinzuweisen. Es bleibt zu hoffen, daß dem behandelnden Arzt in naher Zukunft weitere Hilfsmittel zu einer erfolgreicheren Lösung dieser Aufgabe an die Hand gegeben werden. Auch an dieser Stelle muß nochmals betont werden, daß das einfühlsame, kenntnisreiche, nicht unter Zeitdruck stattfindende anamnestische Gespräch zwischen Arzt und Patient nach wie vor in diesem Zusammenhang von überragender Bedeutung ist.

4.3 Verhaltensmedizinische Interventionen

Welche verhaltensmedizinisch-präventiven Maßnahmen liegen heute vor und mit welchen Erfolgen können sie durchgeführt werden? Es ist im Rahmen dieser Schrift nicht möglich, auf die inzwischen umfangreiche Literatur zu verhaltensmedizinischen Interventionen bei koronaren Risikogruppen einzugehen, z. B. das autogene Training, meditative Praktiken, Streßbewältigungsprogramme, verhaltenstherapeutische Maßnahmen, Psychotherapie. Dieses Thema müßte Gegenstand einer eigenen Informations- und Anleitungsschrift sein, wobei stets klar sein muß, daß der nicht psychotherapeutisch und klinisch-psychologisch vorgebildete bzw. weitergebildete Arzt hier sorgfältig die Grenzen seiner Kompetenz beachten muß.

Im Rahmen der bescheideneren Zielsetzung dieser Schrift möchte ich hier abschließend lediglich zwei neue Studien vorstellen, wobei ich mich, für Ärzte naheliegend, auf Maßnahmen und Ergebnisse individueller Intervention beschränke, d. h. die äußeren, strukturellen und institutionellen Bedingungen, welche aktiven Distreß fördern, aus dem Interventionszusammenhang ausklammere. Die beiden vorgestellten Studien leisten vor allem zur dritten der im vorigen Abschnitt genannten Maßnahmen (Stärkung individueller Handlungsbereitschaften, die den Abbau äußerer und innerer Potentiale von aktivem Distreß zum Ziel haben) einen Beitrag.

Die erste Studie stammt aus London. Ihre wichtigsten Ergebnisse wurden 1983 und, mit neuen katamnestischen Angaben, 1985 veröffentlicht. PATEL et al (34) haben an einer Gruppe von über 1000 Angestellten des mittleren Erwachsenenalters in einem englischen Betrieb jene 204 Personen herausgesucht, die mindestens zwei der folgenden Risikofaktoren besaßen: Grenzwerthypertonie (über 140/90 mmHg), milde Blutfettwerterhöhung (größer 6,3 mmol/l) und mäßiges bis starkes Zigarettenrauchen (mehr als 10 Zigaretten pro Tag). Die Zufallshälfte wurde acht Wochen intensiv in meditative Entspannungsübungen eingeführt, wobei zum Teil auch Biofeedback-Geräte eingesetzt wurden. Darüber hinaus erhielten diese Probanden ein individuelles Streßbewältigungstraining, das sie in belastenden Alltagssituationen weniger anfällig für exzessive emotionale und neuroendokrine Reaktionen machen sollte. Die andere Hälfte wurde auf herkömmliche Weise über ihre Gesundheitsrisiken aufgeklärt. Nach acht Wochen sowie nach acht Monaten zeigten sich zwischen den beiden Gruppen statistisch bedeutsame Unterschiede.

4. Praktische Folgerungen

Die Gruppe mit meditativer Entspannung versuchte ihren systolischen Blutdruck um 13,8 mmHg (8 Wochen) bzw. 15,3 mmHg (8 Monate) zu senken, während die Kontrollgruppe nur eine Reduktion um 4 bzw. 6,1 mmHg erreichte. Noch deutlicher waren die Effekte in der Teilgruppe der Probanden, die zu Beginn eindeutig erhöhte, mindestens grenzwertige Blutdruckbefunde aufwiesen *(vgl. Abb. 10)*. Auch für die Senkung des diastolischen Wertes konnte die Überlegenheit meditativer Entspannung gegenüber herkömmlicher Gesundheitserziehung belegt werden. Die Senkung des Cholesterins war nur nach acht Wochen, jedoch nicht mehr nach acht Monaten wirkungsvoll, wohingegen eine etwas längerfristige Reduktion des Zigarettenrauchens möglich war.

	Nach 8 Wochen		Nach 8 Monaten	
Reduktion der Risikofaktoren	Interventionsgruppe Mittelwert ±	Kontrollgruppe Mittelwert ±	Interventionsgruppe Mittelwert ±	Kontrollgruppe Mittelwert ±
Systolischer Blutdruck Gesamt	13.80 ± 1.34***	4.00 ± 1.30	15.30 ± 1.55***	6.10 ± 1.56
Hochrisikogruppe (a)	19.60 ± 2.06	8.20 ± 1.64	22.40 ± 2.39***	11.40 ± 1.87
Diastolischer Blutdruck Gesamt	7.20 ± 0.91***	1.40 ± 0.81	6.80 ± 0.09***	0.63 ± 0.91
Hochrisikogruppe (a)	10.60 ± 1.40***	3.60 ± 1.10	11.50 ± 1.34***	2.70 ± 1.32
Zigarettenrauchen % Rauchen reduziert	67.90 ± 5.19***	39.10 ± 6.10	67.50 ± 5.34***	37.50 ± 6.47
Durchschnittl. Reduktion Zig./Tag	5.80 ± 0.73**	2.60 ± 0.75	4.80 ± 0.77*	2.30 ± 0.74
Plasma-Cholesterin mmol/l Gesamt	0.71 ± 0.12	0.53 ± 0.11	0.63 ± 0.09	0.57 ± 0.10
Hochrisikogruppe (b)	0.90 ± 0.12	0.52 ± 0.12	0.77 ± 0.10	0.56 ± 0.11

(a) Ausgangswert BP ≥ 140/90
(b) Ausgangswert Cholesterin ≥ 6.3 mmol/l
Signifikanzniveau der Unterschiede zwischen den Gruppen (zweiseitig):
* $0.01 < p < 0.05$
** $0.001 < p < 0.01$
*** $p < 0.001$

Abbildung 10: Reduktion koronarer Risikofaktoren durch Biofeedback und meditative Entspannung (34).

4.3 Verhaltensmedizinische Interventionen

> Insgesamt zeigen die Ergebnisse zweierlei:
> 1. Meditative Entspannung, unterstützt durch Biofeedback und Streßbewältigungstraining, vermag bei Grenzwerthypertonikern eine deutliche, über acht Monate anhaltende systolische und diastolische Blutdrucksenkung zu bewirken.
> 2. Durch gesteigerte Entspannung und ein vermehrtes Wohlbefinden werden überdies gesundheitsschädigende Verhaltensweisen (vor allem Zigarettenrauchen) abgebaut. Dadurch wird die Reduktion der Blutdruckwerte noch verstärkt.

Herkömmliche Gesundheitserziehung und einzelne ärztliche Ratschläge bezüglich Ernährung, körperliche Bewegung, Gewicht, Rauchen und Alkohol sind sicherlich nützlich und gut. Ihre Wirksamkeit vermag aber voraussichtlich noch gesteigert zu werden, wenn diese Maßnahmen in eine Lebensführung eingebaut werden, die an das alte kulturelle Erbe der meditativen Entspannung anknüpft.

Neuerdings liegen Katamnesen über einen Vierjahreszeitraum vor. Erstaunlicherweise sind die Effekte in Richtung des systolischen und diastolischen Blutdrucks auch nach diesem langen Zeitraum noch ausgeprägt vorhanden. So war eine weitere Senkung des diastolischen Blutdrucks in einer Interventionsgruppe um 9,5 mmHg zu verzeichnen und eine Senkung des systolischen Blutdrucks um 8,8 mmHg. Die Autoren weisen darauf hin, daß für diese Senkung nicht so sehr die tägliche Übung, die sich über die Jahre hinweg sicherlich bei der Mehrzahl der Teilnehmer nicht aufrecht erhalten ließ, verantwortlich ist, sondern die durch das gesamte Interventionstraining vermittelte kognitive und emotionale Umorientierung der Probanden in ihrem Alltagsleben zum Tragen kommt. Nur am Rande soll erwähnt werden, daß im Beobachtungszeitraum in der Interventionsgruppe auch weder stumme noch manifeste Infarktereignisse auftraten, während dies in der Kontrollgruppe durchaus der Fall war. Die Zahlen sind allerdings zu klein, um daraus statistisch bedeutsame Schlüsse ziehen zu können.

Zusammenfassend läßt sich festhalten, daß mit der vorgestellten Studie auf die zu Beginn gestellte Frage eine klare, empirisch untermauerte Antwort gegeben werden kann; in Kollektiven mit milde ausgeprägten koronaren Risiko-

4. Praktische Folgerungen

faktoren sind psychosoziale Belastungen infolge ausgeprägter Distreßerfahrungen durch meditative Techniken und durch ein individuelles Streßbewältigungstraining präventiv angehbar, und zwar auf eine relativ ökonomische, kostengünstige und effektive Weise.

Auch die zweite Studie weist in diese Richtung. GILL et al (35) haben bei amerikanischen Offiziersanwärtern des mittleren Erwachsenenalters in einem intensiven, sich über neun Monate erstreckenden Programm das vielzitierte und umstrittene koronargefährdende Verhaltensmuster verändert. Hierbei handelt es sich um Verhaltenseigenschaften wie übersteigerten beruflichen Ehrgeiz, mangelnde Entspannungsbereitschaft, latente Feindseligkeit – ein Spektrum, das breiter und diffuser ist als das von uns in einer kritischen Auseinandersetzung mit der Typ-A-Forschung erarbeitete Konzept übersteigerter beruflicher Kontrollambitionen. Immerhin gelang den Autoren eine sehr deutliche Senkung dieses als risikoreich betrachteten Verhaltens in der Zufallshälfte der Probanden, die gegenüber einer Kontrollgruppe an dem aufwendigen Interventionsprogramm teilnahm (Größe der Studiengruppe insgesamt: 118 Offiziere). Von besonderem Interesse ist in unserem Zusammenhang das Ergebnis, daß sich die Cholesterinwerte in der Subgruppe mit erfolgreicher Typ-A-Verringerung von denen in der bezüglich des Typ-A-Verhaltens nicht verbesserten Kontrollgruppe im Laufe der Intervention signifikant unterschieden, und zwar in die gewünschte Richtung. Diese Senkung war nicht beeinflußt durch körperliche Bewegung oder unterschiedliche Nahrungszusammensetzung in den beiden Gruppen.

Obwohl in der zuletzt zitierten Studie eine zeitlich und personell aufwendigere Intervention dargestellt ist und diese sich ausschließlich auf eine Reduktion der Cholesterinwerte im oberen Normbereich beschränkt, liefert sie dennoch Hinweise auf die Nützlichkeit primärpräventiver Bemühungen bei psychosozial belasteten, das heißt durch ausgeprägte aktive Distreßerfahrungen gefährdeten Gruppen.

Literatur

1. *Krieger DT, Martin JB* (1982) Brain peptides. N Engl M Med 304:876
2. *Motulsky HJ, Insel PA* (1982) Adrenergic receptors in man: direct identification, physiologic regulation, and clinic alterations. N Engl J Med 307:18
3. *Rubenstein E* (1980) Diseases caused by impaired communication among cells. Scient American 242:102
4. *Weiner H* (1982) The prospects for psychosomatic medicine: Selected topics. Psychosom Med 44:491
5. *Cullen J, Siegrist J et al (eds)* (1984) Breakdown in human adaptation to »stress«. Towards a multidisciplinary approach. Vol 1 add 2 M Nijhoff Publ, Boston. The Hague, Dordrecht, Lancaster
6. *Henry JH, Stephens P* (1977) Stress, health and the social environment. Springer, Berlin Heidelberg New York
7. *Dembroski TM, Schmidt T, Blümchen G (eds)* (1983) Biobehavioral bases of coronary heart disease. Karger, Basel München New York
8. *Frankenhaeuser M, Lundberg O* (1982) Psychoneuroendocrine aspects of effort and distress as modified by personal control. In: Bachmann, Udris (eds) Mental load and stress in activity; European approaches. VEB, Berlin, GDR
9. *Lefkowitz RJ, Caron MG, Stiles GL* (1984) Mechanisms of membrane-receptor regulation. N Engl J Med 310:1570
10. *Gerrard JM, Peterson DA* (1985) The contribution of platelets to stress-related cardiovascular disease. In: Beamish RE, Singal PK, Dhalla NS (eds) Stress and heart disease. M Nijhoff, Boston, Dordrecht, Lancaster pp 331–346
11. *Weder AB, Julius S* (1985) Behavior, blood pressure variability and hypertension. Psychosom Med 47:406
12. *Kannel WB et al* (1984) Optimal resources for primary prevention of atherosclerotic diseases. Circulation 29:157 A
13. *Goldstein JL, Kita T, Brown MS* (1983) Defective lipiprotein receptors and atherosclerosis. N Engl J Med 309:288

Literatur

14. *Kaplan JR, Manuck St, Clarkson TB* (1985) Psychosocial stress and atherosclerosis in Cynomolgus macaques. In: Beamish RE, Singal PK, Dhalla NS (eds) Stress and heart disease. M Nijhoff, Boston, Dordrecht, Lancaster pp 262–276
15. *Kaplan JR, Adams MR, Hamm TE, Clarkson TB* (1985) Psychosocial phenomena and female »protection« from coronary artery atherosclerosis in cynomolgus macaques. In: Beamish RE, Singal PK, Dhalla NS (eds) Stress and heart disease. M Nijhoff, Boston, Dordrecht, Lancaster pp 250–261
16. *Skinner JE* (1985) Psychosocial stress and sudden cardiac death: brain mechanisms. In Beamish RE, Singal PK, Dhalla NS (eds) Stress and heart disease. M Nijhoff, Boston, Dordrecht, Lancaster pp 44–59
17. *Cebelin MS, Hirsch CS* (1980) Human stress cardiomyopathy. Myocardial lesions in victims of homicidal assaults without internal inguries. Human Pathol 11:123
18. *Kornitzer MD, Dramaix M, Gheyssens H* (1979) Incidence of ischemic heart disease in two belgian cohorts followed during 10 years. Eur J Cardiol 9:455
19. *Medalie JH, Kahn HA, Neufeld HN, Riss E, Goldbourt U* (1973) Five year myocardial infarction incidence – II. Association of single variables to age and birthplace. J Chron Dis 26:329
20. *Eaker ED, Wolf PH, Feinleib M* (1983) The relationship of psychosocial factors to the ten year invidence of cerebrovascular accident in the Framingham heart study (in press)
21. *Eaker ED, Haynes SG, Feinleib M* (1983) Spouse behavior and coronary heart disease. Prospective results from the Framingham heart study. Act Nerv Super 25:81
22. *Siegrist K* (1986) Sozialer Rückhalt und kardiovaskuläres Risiko. Med Klinik (im Druck)
23. *Siegrist J, Dittmann K, Rittner K, Weber I* (1980) Soziale Belastungen und Herzinfarkt. Enke, Stuttgart
24. *Rosenman RH (ed)* (1983) Psychosomatic risk factors and coronary heart disease. Huber, Bern Stuttgart Wien
25. *Siegrist J* (1985) Koronargefährdetes Verhalten. In: Basler HD, Florian I (eds) Klinische Psychologie und körperliche Krankheit. Kohlhammer, Stuttgart Berlin Mainz pp 79–89
26. *Haynes SG, Feinleib M, Eaker ED* (1984) Type A behavior and the 10-year incidence of coronary heart disease in the Framingham heart study. In: Rosenman RH (ed) Psychosomatic risk factors and coronary heart disease. Huber, Bern Stuttgart Wien pp 80–92
27. *Ruberman W, Weinblatt E, Goldberg JD, Chandary BS* (1984) Psychosocial influences on mortality after myocardial infarction. N Eng J Med 311:522–559

28. *Siegrist J, Peter JH* (1986) Schlafstörungen und kardiovaskuläres Risiko. Med Klin 81:429
29. *Siegrist J, Matschinger H, Cremer P, Seidel D* (1986) Atherogenic lipoprotein profile in men suffering from occupational stress (paper submitted)
30. *Bolm-Audorff U* (1983) Berufliche Belastungen und koronare Herzkrankheiten. Fischer, Frankfurt
31. *Ortiz GA et al* (1974) Modification of Epinephrine, Norepinephrine, blood lipid fractions and the cardiovascular system produced by hoise in an industrial medium. Horm Research 5:57
32. *Markowe HL et al* (1985) Fibrinogen: a possible link between social class and coronary heart disease. Brit Med J 291:1312
33. *Siegrist J* (1985) Fragebogen zur Schlaf- und Belastungsanamnese bei Patienten mit koronarer Herzkrankheit bzw. koronaren Risikofaktoren (SBA) Pharma Schwarz GmbH, Monheim
34. *Patel C, Marmot MG, Terry DJ, Carruthers M, Hunt B, Patel M* (1985) Trial of relaxation in reducing coronary risk: Four years follow up. Br Med J Vol 290, 1103–1106
35. *Gill J, Price VA, Friedman M, Thoresen CE, Powll LH, Ulmer D, Brown B, Drews FR* (1985) Reduction in type A behavior in healthy middle aged American military officers. Am Heart J 110:503–514

Register

Abwärtsmobilität, berufliche 26
ACTH 14, 16
Adaptationskrankheiten 8, 9
Adrenalin 12, 14, 16, 18, 23, 33
adrenerge Rezeptoren 14
Ärger 13, 27
Aggressivität 27
Akkordarbeit 30, 32, 34
amygdaloider Komplex 10, 11, 12, 13
Anamnese 13, 37, 39
Angina pectoris 37, 38, 39
Angiotensin 16, 17, 18
Arbeitsbelastung 26, 30, 34, 36
Arbeitsplatzkonflikte 25
Arbeitsplatzunsicherheit 25, 30, 31, 32
Arzt-Patienten-Beziehung 38
atherogene Diät 20, 21, 27
Atherosklerose 16, 20, 21, 22
autogenes Training 40

Barorezeptoren-Reflex 16, 18, vgl. 19
belastende Lebensereignisse 26, 29
Belastungen 3, 8, 9, 11, 25, 27, 36, 38, 43
– sozioemotionale 6, 7, 10, 21, 24
Bewältigungsressourcen, erschöpfte 8, 29, 38
Blutdruckwerterhöhung 7, 30
Blutlipidwerterhöhung 7, 20, 27, 40

Calciumüberladung 14
Cortisol 10, 11, 14, 16

„down regulation" 14
Distreß 8, 13, 27, 34, 36, 37, 42
– aktiver 6, 13, 20, 21, 25, 26, 29, 36, 40, 43
– chronischer 26, 30, 33, 34
Durchschlafstörungen
s. Schlafstörungen

Ehrgeiz 27, 43
Emotionen, negative 13
Encephaline 14, 17
Endothel 19
Enttäuschung 9, 27
Erschöpfung 37
Erschöpfungskrise 39

Feindseligkeit 27, 43
Frustration 13, 14, 36

Grenzwerthypertonie 19, 40, 42

Hektik s. Zeitdruck
Herzinfarkt 25, 26, 29, 37
Herzinsuffizienz 37
Herzrhythmusstörungen 22, 29
Herztod, plötzlicher 22
Herzzeitvolumen 16
Hippocampus 10, 11, 12, 13
Hypercholesterinämie 21, 23
Hyperlipidämie 20, 33
Hypertonie 10, 16, 18, 19, 27, 33
– essentielle 19
– genetische 19
Hypophyse 10, 11, 16
hypothalamisch-adrenokortikale
  Streßachse 10, 12, 13, 14
Hypothalamus 10, 11, 16, 19

Intervention 24, 37, 39, 40
Intimaläsionen 20, 21, 22
Irritationen 9, 13, 27, 36
ischämische Ereignisse 7, 22, 24
Isolation 9

Kardiomyopathie 22
kardiovaskuläre Risikofaktoren 7, 39
Katecholamine 10, 11, 20
KHK-Neuerkrankungsrate 24, 25, 26, 27
„Kommunikation, gestörte" 9
Kontrollambitionen 29, 37
Kontrollbedrohung 10, 13, 29, 35
Kontrollverlust 10, 13
Koronare Herzkrankheit (KHK) 6, 7, 37, 39
Koronaratherosklerose 7, 16, 19, 20, 37
koronare Gefährdung 6, 29, 34, 35, 36, 43
koronare Risikofaktoren 34, 37, 38, 39, 41, 42
Krisenintervention 38

Lärm 30, 32, 33, 34
Lärmwirkungen, extra-aurale 33
Langzeit-EKG 39
LDL-Rezeptoren 20
LDL/HDL-Quotient 30, 31, 32, 33
Leistungssituationen 9, 10, 13, 26, 29, 35, 36, 37
Leistungsverhalten, undosiertes 29
limbisches System 10, 11, 13, 14, 16

47

Register

low density Lipoprotein
 (LDL-Cholesterin) 20, 30

meditative Entspannung 40, 41, 42
Myokardhypertrophie 7, 37
Myokardinfarkt, akuter 24
Myokardnekrosen 7
– selektive 15, 22

Nekrosen, selektive 14
Neuroendokrinologie 8
Neuroimmunologie 8
Neuromodulatoren 9, 17
Neuropeptide 16, 18
Neurophysiologie 8
Niere 16
Noradrenalin 12, 14, 16, 18, 32, 33

peptiderges System 9
peripherer Widerstand 16
Plättchenaggregation 20, 23
Plasma-Fibrinogen 4, 35
Präinfarktphase 38, 39
Psychotherapie 40

Rationalisierungsmaßnahmen, innerbetriebliche 26, 30, 33

„resetting" 18
Rivalität 27, 37

Schichtarbeit 30, 32
Schlafapnoe 38, 39
Schlafstörungen 29, 34, 37, 38, 39
Selbstwertgefühl 13
Sexualsteroide 14
Signalübertragung, interzelluläre 14
„Sisyphus-Muster" 13
Sozialepidemiologie 8, 23, 24
soziale Umwelt 9, 22, 24, 34, 38
sozialer Vergleichsprozeß 13
sozioemotionale Unterstützung 26, 36
sozioökonomischer Status 34
Statusbedrohung 20, 22, 24, 25, 26, 29, 30, 36
Streß 6, 10
– chronischer 7, 36
Streßbewältigungstraining 40, 42
Streßhormone 10, 16, 20, 22, 23, 37
Stressoren 10, 13, 19
– soziale 10, 21
Streßtests, standardisierte 39

Sympathikotonus 18, 19
sympatho-adrenomedulläre Streßachse 10, 12, 13, 14
Synergismus 13, 14, 23, 27, 34, 37

Thrombogenese 7, 16, 22, 34
Typ-A-Verhaltensmuster 27, 28, 29
– Forschung 43

Überforderung 9, 36
Überstimulation, hormonelle 14, 33, 37
Ungeduld 27
Unterforderung 9

Vasopressin 11, 16, 23
Verärgerung 13, 29, 36, 37
Verausgabung 6, 13, 26, 29, 30
– erfolglose 13, 20, 25, 26

Zellrezeptoren 9
Zentralnervensystem 9, 16, 27, 19
Zeitdruck, Hektik 26, 30, 35, 37
Zigarettenrauchen 6, 7, 25, 30, 33, 34, 35, 40, 41, 42

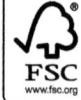

| MIX |
| Papier aus verantwortungsvollen Quellen |
| Paper from responsible sources |
| FSC® C105338 |

If you have any concerns about our products,
you can contact us on
ProductSafety@springernature.com

In case Publisher is established outside the EU,
the EU authorized representative is:
**Springer Nature Customer Service Center GmbH
Europaplatz 3, 69115 Heidelberg, Germany**

Printed by Libri Plureos GmbH
in Hamburg, Germany